Dr. Lalitaa Suglani

Wenn die Angst dich antreibt

kailash

DR. LALITAA SUGLANI

Wenn die Angst dich antreibt

Hochfunktionale Angststörung
erkennen und überwinden

Aus dem Englischen von Sonja Hagemann

Das
5-Schritte-Programm

kailash

Die englische Originalausgabe erschien 2024
unter dem Titel *High Functioning Anxiety*
bei Hay House UK. Ltd.

MIX
Papier | Fördert gute Waldnutzung
FSC® C014496

Penguin Random House Verlagsgruppe FSC® N001967

1. Auflage
Deutsche Erstausgabe Mai 2025

Umschlaggestaltung: ki 36, Editorial Design, München
Satz: Buch-Werkstatt GmbH, Bad Aibling
Druck und Bindung: GGP Media GmbH, Pößneck
Printed in Germany
JS · CB
ISBN 978-3-424-63275-0

www.kailash-verlag.de

Heilung ist ein Akt von Vergebung und Verantwortung
zwischen Licht und Schatten, eine Wiedergeburt,
bei der wir aus einzelnen Teilen wieder zu einem Ganzen werden.

Inhalt

Einleitung

Der Moment, in dem ich beschlossen habe, mich endlich meinen Schatten zu stellen, ist mir noch sehr gegenwärtig. Ich bin in Großbritannien als Kind von Einwanderern aufgewachsen und gehöre außerdem einer ethnischen Minderheit an, wodurch ich mich zwischen zwei Kulturen hin- und hergerissen fühlte. Damit hatte ich so sehr zu kämpfen, dass ich nach und nach eine Hochfunktionale Angststörung entwickelt habe, um mit allem klarzukommen. Beim Erreichen des Erwachsenenalters hatte sich in mir so viel Schamgefühl aufgebaut, dass die mentale Box, in die ich diese Gefühle verbannt hatte, überlief.

Ich konnte mich nicht mal mehr im Spiegel ansehen, weil die kritischen Stimmen in meinem Inneren immer lauter wurden und ich mittlerweile fest davon ausging, dass mit mir irgendetwas Grundlegendes nicht stimmte. Das war meine Art und Weise, mit meinen Gefühlen umzugehen. Heute ist mir natürlich klar, wie ungesund diese Einstellung war. Damals wusste ich aber einfach nicht, was mit mir los war. Aus meiner Sicht war ich schlicht erbärmlich und dumm. Da ich nicht wollte, dass außer mir selbst jemand etwas davon mitkriegt, tat ich alles in meiner Macht Stehende, um diesen Aspekt meiner Persönlichkeit vor anderen zu verbergen.

Meine »Lösung« für das Problem bestand im Streben nach »Erfolg«, wobei es mir im Kern jedoch an Werten und bedeutungsvollen Beziehungen zu anderen mangelte. Obwohl ich durch diese Dynamik völlig erschöpft war, schien mir keine andere Wahl zu bleiben. Ich hatte Angst davor, um Hilfe zu bitten, weil ich ja meine Unfähigkeit vor anderen verbergen wollte. Gewisse Seiten meines Wesens versuchte ich jahrelang angestrengt zu unterdrücken. Sie kamen aber immer wieder hoch, egal, was ich auch tat. Am Ende blieb mir nichts anderes übrig, als sie aus dem Dunkeln zu locken und ins Licht zu holen. Was ich dadurch entdeckt habe, hat mein Leben verändert.

Was ist eine Hochfunktionale Angststörung (HFA)?

Bevor wir anfangen, möchte ich dir gern erklären, welche Begriffe ich wie verwende. Eine Hochfunktionale Angststörung – die ich hier im Buch als »HFA« bezeichnen werde – ist nicht das Gleiche wie schwere Angststörungen, durch die man nicht mehr dazu in der Lage ist, zu arbeiten, sich selbst zu versorgen und Beziehungen zu pflegen. Menschen mit HFA wie ich leiden innerlich unter den Symptomen, während sie nach außen hin weiter erfolgreich ihr Leben meistern. Wir zeigen der Welt, was wir als unsere »Schokoladenseite« empfinden, und verbergen unser »wahres Ich« – das verunsicherte, das niemand sehen soll.

Dem amerikanischen National Institute of Mental Health zufolge, leiden 31 Prozent aller Erwachsenen an irgendeinem Punkt in ihrem Leben an einer Angststörung.[1]

Obwohl es sich vermutlich bei einem beträchtlichen Teil von ihnen um Personen mit einer Hochfunktionalen Angststörung handelt, ist HFA zurzeit noch keine anerkannte Diagnose. Begründet wird dies mit dem Argument, dass daran leidende Menschen im Alltag ja relativ gut klarkommen. Diese Einschätzung sehe ich als sehr problematisch, da die Störung verheerende Folgen nach sich ziehen kann, indem sie die Lebensqualität einschränken und zu intensivem Empfinden von Einsamkeit und Isoliertheit führen kann.

Oft ist HFA in dem Gefühl verwurzelt, nicht »gut genug« zu sein. Menschen mit HFA wirken zumeist kompetent und versiert, haben innerlich jedoch mit großen Sorgen, Selbstzweifeln und Furcht vor dem Scheitern zu kämpfen. Infolgedessen stellen sie dauernd extrem hohe Anforderungen an sich und streben in verschiedenen Bereichen ihres Lebens fortwährend nach Perfektion. Wir an HFA Leidenden sind oft diejenigen, die dafür sorgen, dass Dinge erledigt werden und es unseren Mitmenschen gut geht. Äußerlich wirken wir so, als hätten wir alles im Griff, als wären wir stark und gut organisiert. Dass es in uns ganz anders aussieht, weiß niemand.

Die Angst vor dem Nicht-gut-genug-Sein kann dazu führen, dass wir uns selbst übertreffen und brillieren wollen, weil wir als Beweis für unseren Wert Bestätigung von außen brauchen. Wir befürchten, dass unsere Mitmenschen uns verurteilen könnten, und tun alles, um nie zu anderen Nein zu sagen oder sie zu enttäuschen. Manche halten das für die einzige Möglichkeit, von ihren Mitmenschen akzeptiert und geliebt zu werden. Aber trotz aller Erfolge im Leben fühlen wir uns womöglich weiter unzulänglich und kämpfen insgeheim mit dem Gefühl, die Erwartungen nicht erfüllen zu können. Oder wir glauben tief im Inneren, dass mit uns irgendetwas nicht stimmt. Die Angst davor, nicht gut genug zu sein, kann zu ständigem Stress und Beklemmung führen und Grübeleien, Selbstkritik sowie Überarbeitung nach sich ziehen.

Als Psychologin konnte ich ein interessantes, aber auch verblüffendes Phänomen beobachten: Viele Menschen, mit denen ich spreche, können zwar bei sich Symptome von HFA ausmachen, aber die zugrundeliegenden Ursachen nicht erkennen. Tatsächlich beharren sie oft darauf, dass sie den eigenen Wert sehr wohl zu schätzen wissen.

Eines muss jedoch deutlich klargestellt werden: Auch bei Personen, die sich als selbstbewusste und zufriedene Erwachsene sehen, können manche Handlungen durch Angst motiviert sein – was aber eben nur nicht realisiert wird. Viele kratzen bloß an der Oberfläche ihrer Selbstwahrnehmung, während Kernthemen in ihrem Unterbewusstsein verborgen bleiben. Mit diesem Buch möchte ich erreichen, dass du mehr in die Tiefe gehst und bis zu den Wurzeln vordringst, um dein wahres Ich zu erkennen und lieben zu lernen.

An dieser Stelle fragst du dich vielleicht: *Warum sollte ich damit überhaupt anfangen, wenn ich mit der aktuellen Situation doch zufrieden bin?* Meine Antwort darauf: weil uns HFA davon abhält, unser Potential im Leben voll auszuschöpfen. Diese Angststörung schränkt uns ein und lässt uns Aspekte unserer Persönlichkeit vor der Welt verbergen, um auf Nummer sicher zu gehen. HFA ist in *Angst* verwurzelt: in der Angst davor, dass andere Menschen unser »wahres Ich« sehen. Tatsächlich tragen wir den inneren Kampf dabei aber mit uns selbst aus, nicht mit anderen.

Irgendwann ist allerdings ein Moment erreicht, an dem wir die Nase voll vom Leben mit versteckter Angst haben – ich kann aus eigener Erfahrung berichten, dass man dadurch ziemlich müde und einsam wird. An diesem Punkt müssen wir uns eingestehen, dass als Ausweg nur noch die Auseinandersetzung mit *den Ursachen* für unsere Beklemmung bleibt, und werden dabei feststellen, dass der Grund für sie genau das ist, wovor wir die ganze Zeit davongelaufen sind.

Deinen eigenen Wert schätzen lernen

Dir einzugestehen, dass etwas nicht stimmt, ist oft der schwierigste Schritt. Aber es geht nur dann weiter, wenn du ehrlich mit dir selbst bist, nicht davonläufst und dich nicht hinter einem emotionalen Schutzschild verbarrikadierst. Dieser Prozess mag dir Angst machen, aber er ist besser als die Alternative, mit dieser Beklemmung weiterzuleben. Es ist an der Zeit, Verantwortung zu übernehmen und in dein wahres Ich hineinzuwachsen.

So wie Regen die Erde reinwäscht und neues Wachstum ermöglicht, kann das Meistern dieser Herausforderung deinen Geist läutern und deinen Pfad erhellen. In der Finsternis verbirgt sich die Chance auf neue Entfaltung und Entwicklung. Stürme mögen dich durchschütteln, aber sie werden aus dir auch den Menschen formen, der du einst werden solltest. Vertraue auf den Prozess, weil du daraus stärker, weiser und mehr im Einklang mit deinem wahren Ich hervorgehen wirst.

Das ist natürlich nicht einfach. Du musst dich dafür auf harte Arbeit einlassen, bei der es unter anderem darum geht, dich selbst und deine Gefühle ehrlich zu analysieren. Weil es sich dabei um eine Veränderung deiner ganzen Lebensweise handelt, gibt es dafür leider keine schnelle und einfache Lösung. Aber glaub mir, die Sache ist es wert. So wie eine Raupe in ihrem Kokon unterschiedliche Phasen der Metamorphose durchläuft, wirst auch du dich ins Innere zurückziehen und dort in die Tiefe gehen, während du dich auf deine Verwandlung vorbereitest. Ich möchte gern, dass sich alle Menschen als *wertvoll genug* empfinden und nicht mehr unter den eigenen Gedanken zu leiden haben. Die Entwicklung dorthin konnte ich bei meiner Arbeit als Therapeutin selbst bei vielen Patienten miterleben – die verblüfft zur Kenntnis genommen haben, wie sich *alles* ändern kann, wenn man die eigenen Gedanken voll und ganz *versteht*. Auf der Reise des Lebens geht es nicht darum, für andere eine Vorstellung hinzulegen, sondern darum, uns selbst voller Mitgefühl zu lieben und einfach »sein« zu können.

Oft stellen wir fest, dass wir in die Falle getappt sind und uns wieder einmal als unzureichend empfinden oder gewisse Anforderungen nicht zu erfüllen scheinen. Dabei sind wir doch in Wirklichkeit *von Natur aus* gut genug, so wie wir sind. Unser Wert hat nichts mit Errungenschaften, Anerkennung oder dem Vergleichen mit anderen zu tun. Wir besitzen einzigartige Qualitäten, Stärken und Talente, die uns wertvoll machen und durch die wir es verdient haben, geliebt und akzeptiert zu werden.

Wie dieses Buch funktioniert

Deinen Wert zu akzeptieren, erlaubt es dir, zu mehr Mitgefühl für dich selbst, Selbstakzeptanz und innerem Frieden zu finden. Indem du begreifst, dass du von Natur aus gut genug bist, kannst du dich von Perfektionismus und der Notwendigkeit des ständigen Strebens nach Erfolg freimachen, um stattdessen dein wahres Selbst einfühlsam und liebevoll zu akzeptieren.

Durch die Erkenntnis, dass du *bereits gut genug* bist, indem du einfach du selbst bist, wird sich alles ändern.

Deshalb habe ich dieses Buch geschrieben – um dir zu mehr Verständnis und neuen Einsichten zu verhelfen und dir Rüstzeug an die Hand zu geben, durch das du die innere Panik der Hochfunktionalen Angststörung überwinden, dein Gleichgewicht finden und aufblühen kannst. Ich werde genau erklären, was HFA ist und dir zeigen, wie du die entsprechenden Symptome und Verhaltensmuster in deinem eigenen Leben erkennen kannst. Dann werde ich dir dabei helfen, eine *ganz neue Lebenseinstellung* zu entwickeln.

Mit meiner erprobten, psychologisch fundierten Methode – die praktische Übungen und Hilfsmittel sowie Fragen zur Selbsterkundung umfasst – wirst du auf deine innere Stärke und Belastbarkeit zurückgreifen können, um dich deinen Ängsten zu stellen und deine Beklemmung zu überwinden. Das hast du verdient und *kannst es auch schaffen* – es liegt in deiner Hand. Mach dich dafür bereit, dich von deinen Einschränkungen zu befreien und über dich hinauszuwachsen.

Die fünf Schritte

Dieses Buch ist eine in zwei Teile gegliederte Anleitung für den Umgang mit HFA in fünf Schritten. Teil I, Verlernen, umfasst die Schritte 1 und 2. Wenn ich Patienten bei der Arbeit an HFA begleite, dann helfe ich ihnen als Erstes, HFA bei sich selbst zu *erkennen* und zu begreifen, *warum* sie daran leiden. Ohne diese Einsicht würde man sich nur darauf beschränken, die Symptome zu behandeln, statt sich mit der tiefer liegenden Ursache zu beschäftigen – nämlich Angst. Beim *Verlernen* geht es darum, die Ursachen für die Angst zu identifizieren und das daraus resultierende Verhalten zu verlernen.

Teil II, *Lernen*, umfasst die Schritte 3 bis 5 und zeigt dir, wie du wieder mit dir selbst in Einklang kommst. Dabei lernst du, mit der erhöhten Empfindsamkeit umzugehen, die für HFA charakteristisch ist, dir selbst zu vertrauen und dir Mitgefühl entgegenzubringen. Hier kommt eine Übersicht der fünf Schritte:

Schritt 1: Entdecke Verhaltensmuster und enthülle dein wahres Selbst – Diese detaillierte Analyse von HFA erklärt, was genau diese Angststörung ist, woher sie stammt und wie sie sich in grundlegenden Verhaltensmustern äußert.

Schritt 2: Analysiere Verhaltensmuster, entdecke deine Überzeugungen und stelle dich deinem Schatten – Gehe in die Tiefe, um diese Verhaltensmuster bei dir selbst zu identifizieren, ihre Ursprünge zu erkennen und zu verstehen, warum du auf eine bestimmte Art und Weise lebst.

Schritt 3: Bemühe dich um neuen Zugang zu dir selbst und überwinde deine Ängste – Unter anderem findest du hier ein umfassendes Set an Hilfsmitteln, die dir beim Umgang mit Furcht, Beklemmung und Selbstzweifeln von Nutzen sein werden.

Schritt 4: Akzeptiere Empfindsamkeit und gewinne Selbstvertrauen zurück – Erfahre, wie du auf gesunde Art und Weise Grenzen setzen kannst, die dich schützen, während du dich mit der erhöhten Empfindsamkeit bei HFA arrangierst.

Schritt 5: Entwickle Mitgefühl für dich selbst – Übe dich in der Kunst, gut zu dir selbst zu sein, und entdecke mithilfe der »zwölffachen Power« neue Möglichkeiten, als Person aufzublühen.

In diesem Buch greife ich auf meine eigene Erfahrung mit HFA und auch auf die zurück, die ich im Laufe der Jahre bei meiner Arbeit als Therapeutin gesammelt habe. Die Geschichten von einigen meiner Patienten stelle ich hier als Fallstudien zu Verhaltensmustern bei

HFA vor. (Die Namen und Details wurden dabei aus Datenschutzgründen geändert.) Auf den folgenden Seiten wirst du lernen, dich mit deiner Vergangenheit auseinanderzusetzen, ihren Einfluss auf die Gegenwart besser verstehen und dadurch eine erfüllendere und bedeutsamere Zukunft erschaffen können.

Selbst hatte ich das große Glück, schließlich Hilfe durch eine Person zu bekommen, die mir im Rahmen einer Therapie einen geschützten Raum geboten hat. Dort konnte ich mich meinen Schatten und Ängsten stellen. Mir ist die Zeit noch sehr gegenwärtig, in der ich begonnen habe, meine Verhaltensmuster zu verstehen und einen Sinn in alldem zu erkennen. Ich habe mein Herz geöffnet und angefangen, auf mich selbst zu vertrauen, was einfach ein unglaubliches Gefühl war. Endlich hatte ich meinen Seelenfrieden gefunden. Selbst bei gelegentlichen Rückschlägen verstand ich zumindest, *warum* gewisse Dinge passierten. Für mich war das der erste Teil der Reise, und dieses Buch ist es für dich.

TEIL 1

Verlernen

SCHRITT 1

Entdecke Verhaltensmuster und enthülle dein wahres Selbst

Wie oft *sagst* du dir nicht nur Sachen wie »Ich bin nicht gut genug«, »Ich bin einfach erbärmlich«, »Ich bin ja so bescheuert«, sondern *zeigst* dich auch durch Einstellung und Verhaltensweisen selbstzerstörerisch und sabotierst dich selbst? Bist du tief im Inneren davon überzeugt, dass mit dir irgendetwas nicht stimmt, obwohl du nicht so genau sagen könntest, was eigentlich? Wiederholen sich solche Denkmuster ein ums andere Mal, wodurch sich die Beziehung zu dir selbst immer weiter verschlechtert?

Bevor ich mit Therapiestunden angefangen habe, habe auch ich mein Leben vor mich hin gelebt, ohne zu bemerken, dass ich in so einer Dynamik gefangen war. Ich war seit jeher eine starke Frau gewesen – hatte mich um andere gekümmert, ihre Bedürfnisse an erste Stelle gesetzt und mich als Mensch präsentiert, der alles im Griff hatte. Niemand kannte mein wahres Ich. Mit der Zeit hat es mich aber fertiggemacht, so zu leben.

Eines Tages haben die Bewältigungsmechanismen, die ich seit

jeher genutzt hatte, einfach nicht mehr funktioniert, weil ich ausgebrannt, erschöpft und verbittert war und mich dafür auch noch furchtbar geschämt habe. Leider habe ich niemandem genug vertraut, um ihn an mich heranzulassen und die dringend benötigte Hilfe zu erbitten. Ich hatte Angst davor, mit meinem Leiden zu viel Platz einzufordern, anderen eine Last zu sein, und wusste nicht, was meine Mitmenschen über mich denken würden. Das sollte einfach aufhören, aber ich hatte keine Ahnung, was ich tun oder wie ich dieses Problem überwinden sollte.

In der Therapie ist man dazu gezwungen, sich aufmerksam mit sich selbst auseinanderzusetzen – da gibt es kein Entkommen, weil man selbst im Mittelpunkt steht. Ich habe in diesem Rahmen den Selbsthass und die Scham tief in mir erkannt, eine Last, die ich seit Jahren mit mir herumgetragen hatte. Damals war ich von mir selbst entfremdet, von Teilen meiner Persönlichkeit, für die ich mich geschämt habe und die andere Leute nicht sehen sollten. Dadurch war ich nicht dazu in der Lage, mein Leben auf die für mich beste Art und Weise zu führen. Ich habe mich immer unzulänglich gefühlt und versucht, »gut genug« zu sein, indem ich anderen zu Diensten war und mich nach dem gerichtet habe, was sie meiner Meinung nach von mir erwartet haben.

Meine Beziehung zu mir selbst war nicht gut – sondern vielmehr ganz furchtbar, da ich ständig auf mir herumgehackt habe, ohne es auch nur zu merken.

Ich habe nicht verstanden, dass ich mich aus Angst vor Ablehnung durch andere so verhalten habe. Dabei war die Person, die mich abgelehnt hat, in Wirklichkeit ich selbst!

Hochfunktionale Angststörung verstehen

Ich finde es faszinierend, welch extremen Einfluss es auf unser Leben haben kann, uns selbst zu verstehen. Als ich schließlich beschlossen habe, aktiv zu werden, hat sich dadurch *alles* verändert – meine Beziehungen, meine Einstellung, mein Arbeitsleben. Dadurch sind Einschränkungen verschwunden, die ich mir selbst auferlegt hatte, und es wurde neues Potential freigesetzt. Ich wurde nicht länger durch die Angst davor angetrieben, was andere über mich denken mochten, oder durch die Furcht vor dem Versagen. Natürlich wird man solche Ängste nie völlig los, aber ich bin viel besser darin geworden, ihnen nicht mehr so viel Platz einzuräumen.

Sich manchmal mit sich selbst nicht wohlzufühlen, ist normal. Wenn dich so eine Dynamik aber ständig runterzieht und vom Glücklichsein abhält, solltest du etwas dagegen tun.

Deshalb stelle ich hier meinen Fünf-Schritte-Plan für den Umgang mit HFA vor. Ich will dir dabei helfen, ohne Furcht vor der Meinung anderer zu leben und dich damit wohlzufühlen, den dir zustehenden Platz einzunehmen. Das Ziel von Schritt 1 dieses Buches besteht darin, dass du zu einem besseren Verständnis von HFA gelangst, verstehst, wie sich die Merkmale und Symptome zeigen, und sie bei deinem Verhalten identifizierst.

Bei meiner Reise zum besseren Umgang mit meiner eigenen Hochfunktionalen Angststörung wollte ich zunächst genau verstehen, was mit diesem Begriff eigentlich gemeint war und wie sich diese Art von Störung auf mein Leben ausgewirkt hat. »Hochfunktional« bezieht sich darauf, dass die Person auf hohem Niveau Aufgaben erfüllt oder Leistungen erbringt. Man könnte es auch so ausdrücken, dass Erwartungen noch übertroffen werden. Wir an HFA Leidenden betrachten uns normalerweise als unwürdig. Daher versuchen wir, immer noch mehr zu tun, um uns als »gut genug« zu empfinden oder uns von diesen Gefühlen abzulenken. Wir setzen für uns selbst höhere Maßstäbe als für alle anderen und enden in einem Teufelskreis, in dem wir den von uns selbst gestellten Ansprüchen gerecht zu werden versuchen.

Beim Hinarbeiten auf einen besseren Umgang mit HFA geht es in der ersten Phase darum, die Störung besser zu verstehen, und erst in der nächsten darum, die damit einhergehenden Verhaltensweisen zu verlernen. Warum? Weil man bedeutende Fortschritte nur dann für möglich hält, wenn man voll und ganz versteht, womit man es zu tun hat. Sonst wäre es etwa so, als würde man bei einer nicht blühenden Zimmerpflanze nur an die fehlende Blüte denken, ohne sich je um ihre anderen Bestandteile zu kümmern.

Die meisten von uns wissen wohl, was Angst und Beklemmung sind und wie sie sich auf uns auswirken können. In extremem Maße können sie unsere Fähigkeit beeinflussen, den Alltag zu meistern und uns angemessen um uns selbst zu kümmern, wodurch wir uns vorkommen können wie Geiseln unserer Gefühle. HFA ist aber eine versteckte Angststörung – bei der wir voller Scham schweigend mit allem klarzukommen versuchen und von der Furcht angetrieben werden, dass wir »nicht gut genug« sind.

Menschen, die an HFA leiden, sind oft Siegertypen, erfolgreich und ehrgeizig, die alles zu haben scheinen. Aber so wirkt es nur nach außen hin, weil es die Seite von ihnen ist, die sie der Welt zeigen. Insgeheim haben sie hingegen mit vielen Symptomen einer lähmenden Angststörung zu kämpfen. Die haben sie derart verinnerlicht und sich zu eigen gemacht, dass sie ihre Angststörung und den damit einhergehenden Kreislauf aus Verhaltensweisen nicht einmal mehr bemerken.

Mit dem Gefühl der Unzulänglichkeit gehen sie um, indem sie auf hohem Niveau Leistungen erbringen, ständig ihren Wert zeigen und unter Beweis stellen wollen – allerdings nicht anderen, sondern sich selbst gegenüber!

Wenn Menschen mit HFA nicht *verstehen*, was sie da tun, werden diese Verhaltensmuster so lange weitergeführt, bis Erschöpfung oder ein Burn-out die Folge sind.

HFA und erhöhte Empfindsamkeit

Wer an HFA leidet, ist oft auch hochsensibel. An irgendeinem Punkt hat der Betroffene verinnerlicht, dass er oder die Version von ihm, die er gern wäre, einfach nicht gut genug ist. Er weiß nicht, wie er mit seiner großen Einfühlsamkeit umgehen soll, oder stellt fest, dass sein nach außen hin scheinbar so mühelos gemeisterter Alltag tatsächlich zu Angst und Beklemmung führt. Deshalb macht er sich Sorgen darüber, wie er von anderen gesehen wird, und gibt damit Fremden die Macht, seinen Wert zu definieren. Solche Personen entwickeln Verhaltensmuster auf der Basis der Überzeugung, dass man sich von anderen akzeptiert fühlen muss, um gut genug zu sein.

An HFA Leidende betrachten die Welt um sich herum durch die Brille ihrer Empfindsamkeit – nehmen zum Beispiel Dinge persönlich, wenn das gar nicht nötig ist – und präsentieren sich dann so, wie es andere *ihrer Meinung nach* von ihnen erwarten. Damit sind sie in einer Dynamik gefangen, bei der sie die vermuteten Ansprüche anderer erfüllen, nur um sich gut genug zu fühlen, während sie ignorieren oder unterdrücken, was sie selbst wirklich wollen. Möglicherweise fällt es ihnen schwer, mal einfach nur »zu sein« – innezuhalten und nichts zu tun – und genau dort liegt das Problem. Um die erhöhte Empfindsamkeit bei HFA wird es in Schritt 4 noch ausführlicher gehen.

Bei meiner Arbeit benutze ich ein zweiseitiges Modell, um meinen Patienten zu verdeutlichen, wie schwierig es für an HFA leidende Menschen ist, ihre Sensibilität richtig einzuschätzen.

Was jemand mit HFA für Sensibilität hält	**Was große Sensibilität wirklich bedeutet**
Dramatisch	Leidenschaftlich
Ängstlich	Intuitiv
Irrational	Empfänglich
Schwierig	Einfühlsam
Zu viel	Verständnisvoll
Schwach	Gute Beobachter
Gefühlsduselig	Anderen gegenüber aufmerksam

Die zwei Seiten von Sensibilität

Dieses Modell zeigt deutlich, wie wir, also Personen mit HFA, Empfindsamkeit als Schwäche empfinden und unsere wahren Gefühle ignorieren, weil wir uns anpassen wollen. Wir wollen nicht anders sein oder auffallen. Tatsächlich sollten wir Menschen doch jeder auf seine eigene Art und Weise erstrahlen, denn das ist ja das Schöne am Leben. Und Empfindsamkeit ist *keine* Schwäche – sie hilft uns eben gerade dabei, in die Tiefe zu gehen und unserem Dasein auf Erden mehr Bedeutung zu verleihen.

Das ist nicht der Kaffee, den ich bestellt habe

Hier kommt noch ein Beispiel dafür, wie sich Sensibilität bei Menschen mit HFA zeigen kann. Ich stehe in einem Café und bestelle einen Cappuccino. Der Barista bedient mich ungeduldig und scheint mich meiner Wahrnehmung nach als lästig zu empfinden, weil er die Bestellung mit wiederholtem Seufzen entgegennimmt und dabei nicht lächelt.

Als mein Getränk dann kommt, stelle ich fest, dass es ein Caffè Latte ist und nicht der Cappuccino, den ich eigentlich bestellt habe. Aber da ich mir bereits wie eine Last vorkomme und es dem Barista heute ja nicht so gut zu gehen scheint, halte ich einfach den Mund. Schon die Vorstellung löst bei mir Beklemmung aus, weil es womöglich zu einem Konflikt führen könnte, wenn der Barista mir die Schuld für die Verwechslung gibt – vielleicht hatte ich ja doch einen Latte bestellt oder mich nicht deutlich genug ausgedrückt. Es ist für mich daher einfacher, das falsche Getränk zu akzeptieren.

Dabei komme ich (beziehungsweise meine Angststörung) gar nicht auf die Idee, dass der Barista vielleicht nicht speziell wegen mir ungeduldig war. Womöglich ist das einfach seine Art, oder er hat gerade viel um die Ohren, was ich natürlich nicht wissen kann. Aufgrund meiner erhöhten Empfindsamkeit habe ich mich darauf fixiert, wie er sich verhält, und als Grund dafür sofort *mich* ausgemacht, weil ich mich als »nicht gut genug« sehe. Das ist ein Paradebeispiel dafür, wie unsere Überzeugungen unsere Sicht auf die Welt beeinflussen und wie ein Leben mit HFA es für uns schwieriger macht, Situationen realistisch einzuschätzen.

Zurückweisungsempfindlichkeit

Wenn auf eine wahrgenommene negative Reaktion solche Gefühle folgen, spricht man von »Zurückweisungsempfindlichkeit«. Dadurch interpretieren wir Begegnungen mit anderen basierend auf früheren Erfahrungen, statt uns um ein Verständnis dessen zu bemühen, was sich tatsächlich abspielt. Wir schreiben Dingen eine *Bedeutung* zu, die nicht unbedingt etwas mit der Wirklichkeit zu tun haben muss, und stellen sie in den Kontext unseres Mangels an Selbstwertgefühl. Wenn wir auf diese Art etwas *Äußeres* heranziehen und in etwas *Inneres* verwandeln, verstärken wir dadurch noch die Überzeugung, nicht gut genug zu sein. Die Tabelle rechts zeigt ein paar Beispiel dafür, wie sich Zurückweisungsempfindlichkeit äußern kann.

Es ist nichts daran auszusetzen, nett zu sein und jemanden zu fragen, ob mit ihm alles in Ordnung ist. Aber ich brauche mir seine Probleme nicht zu eigen zu machen und auch nicht das falsche Getränk zu akzeptieren, nur weil ich einen Barista nicht nerven will. Für dessen Laune bin ich nicht verantwortlich. Wenn wir uns in solchen Situationen um eine neue Perspektive bemühen, können wir die Welt in einem anderen Licht sehen und Entscheidungen treffen, die für uns richtig sind. Über so ein Umdenken sprechen wir später noch im Buch.

Unser verborgenes Selbst

Niemand kann auf Dauer nach außen hin eine Fassade aufrechterhalten, die durch Angst und das Bedürfnis nach Anerkennung entstanden ist. Unser Leben danach auszurichten, was unsere Mitmenschen

Äußere Situation	**Gedanken über die äußere Situation**	**Zugeschriebene Bedeutung**	**Innere Überzeugung**
Nicht zu einem Treffen eingeladen werden	»Wenn sie mich nicht eingeladen haben, habe ich wohl etwas falsch gemacht.«	»Die wollen keine Zeit mit mir verbringen.«	»Ich bin unerwünscht und nicht liebenswert.«
Auf eine Nachricht keine Antwort bekommen	»Wenn mich die Person ignoriert, habe ich sie wohl verärgert.«	»Dieser Person bin ich nicht wichtig, und unsere Freundschaft ist ihr egal.«	»Ich bin es nicht wert, Aufmerksamkeit und Anerkennung zu bekommen.«
Konstruktive Kritik bei der Arbeit	»Ich muss wohl inkompetent sein, wenn meine Leistung kritisiert wird.«	»Ich werde als unfähig und unzureichend angesehen.«	»Ich bin ein Versager und nicht gut genug.«
Gegenargumente bei einer Debatte	»Da war jemand nicht meiner Meinung. Ich muss wohl falschliegen oder einfach dumm sein.«	»Meine Überlegungen und meine Meinung werden nicht respektiert.«	»Ich bin nicht intelligent und entspreche nicht den Anforderungen.«
Keine positive Reaktion von einer geliebten Person	»Wenn mir keine Zuneigung entgegengebracht wird, habe ich wohl die Erwartungen nicht erfüllt.«	»Die Person liebt mich nicht, ihr sind meine Gefühle egal.«	»Ich bin nicht liebenswert und der Zuneigung anderer nicht würdig.«
Während eines Gesprächs unterbrochen werden	»Wenn ich unterbrochen wurde, war wohl nicht wichtig, was ich zu sagen hatte.«	»Meine Gedanken und meine Meinung werden nicht geschätzt.«	»Ich bin nicht wichtig und es nicht wert, dass man mich anhört.«

Zurückweisungsempfindlichkeit

unserer Meinung nach über uns denken, können wir nicht ewig durchhalten. Und tatsächlich wissen wir *ja doch nie*, was unserem Gegenüber durch den Kopf geht, deshalb führt so ein Verhalten nur zu einem Kampf mit uns selbst – bei dem wir auf der falschen Seite stehen. Wir müssen damit aufhören, den Blick nach außen zu richten, weil die Antworten in uns selbst liegen. Diesen inneren Kampf mit uns selbst werden wir in Schritt 2 noch genauer analysieren.

Ein Leben zu führen, in dem wir aus Angst vor der Meinung anderer unser wahres Selbst verleugnen, bedeutet, in ständiger Furcht zu leben.

Es bringt oft Verhaltensweisen mit sich, die uns kleinhalten und unser Nervensystem angreifen. Zum Beispiel Grübeleien, Schwarzmalerei und Perfektionismus. Sie mögen zwar unser Bedürfnis nach Sicherheit und Geborgenheit erfüllen, gehen aber nicht auf die zugrundeliegenden Ursachen ein. Damit wird sich Schritt 2 noch genauer befassen.

Denke an einen Eisberg, von dem sich ja bekanntlich 90 Prozent unter Wasser befinden. Gehen wir mal davon aus, dass der an der Oberfläche *sichtbare* Teil für Beklemmung, Angst und uns einschränkende Verhaltensweisen steht, durch die wir im Alltag ein Gefühl von Sicherheit zu gewährleisten versuchen. Der viel größere Rest des Eisbergs unter Wasser steht für das von uns, was sich als »nicht gut genug« empfindet. Dieser Teil bleibt verborgen und ist für andere nicht zu sehen.

Das Traurige dabei ist, dass *wir selbst,* basierend auf unseren Lebenserfahrungen, entscheiden, was von uns wir als nicht gut genug erachten. Wir verbergen Aspekte unserer Persönlichkeit vor der Welt, weil wir denken, dass wir Akzeptanz durch ein bestimmtes Verhalten erreichen. Diese Überzeugung entspricht nicht der Wahrheit, bestimmt aber unser Leben, bis irgendwann etwas mit dem Eisberg kollidiert und uns dazu zwingt, uns mit diesem versteckten Teil von uns auseinanderzusetzen.

Sich als nicht gut genug empfinden

Eines haben alle Menschen mit HFA gemeinsam, nämlich das Bedürfnis, sich als gut genug zu empfinden. *Deine* Version von »gut genug« ist aber einzigartig und hat mit deinen persönlichen Erfahrungen zu tun. Die Folgen bei dir können daher stark von denen anderer abweichen, was das Identifizieren der Angststörung möglicherweise schwierig macht.

Das Bedürfnis danach, sich »gut genug« zu fühlen, ist die der HFA zugrundeliegende Ursache. Durch diese Erkenntnis können wir die Verhaltensweisen rund um HFA identifizieren und auf jede im Einzelnen eingehen.

Wie ich weiter oben erklärt habe, brillieren Menschen mit HFA oft im Berufsleben, kommen im sozialen Umfeld gut klar und zeigen sich als leistungsstarke, erfolgreiche Individuen. Es gibt aber einen großen Unterschied zwischen dem, was wir sehen, und dem, was sich hinter den Kulissen abspielt. Innerlich können an HFA leidende Menschen durchaus mit denselben Symptomen zu kämpfen haben wie solche mit einer diagnostizierten Angststörung. Dazu kann die intensive Vorahnung einer drohenden Katastrophe gehören, das Gefühl, dass alles außer Kontrolle gerät, oder exzessives Grübeln.

Auch körperliche Symptome wie zum Beispiel Herzrasen oder Magen-Darm-Probleme können auftreten. Die Situation wird oft mit dem Bild von einem Schwan verglichen, der majestätisch und ruhig durchs Leben gleitet, während er unter der Wasseroberfläche hektisch paddelt. An HFA leidende Menschen haben möglicherweise mit Scham und Schuldgefühlen zu kämpfen, weil sie ihr wahres Ich verbergen, und mögen sich manchmal selbst nicht fühlen oder sich nicht für liebenswert halten. HFA kann auch ihre Fähigkeit beeinträchtigen, bedeutungsvolle Beziehungen aufzubauen.

So ist es beispielsweise mir ergangen. Ohne es auch nur zu merken, habe ich eher für andere als für mich selbst gelebt. Dabei habe ich nach jeder Art von Kontakt gesucht, durch die ich mich gebraucht fühlen würde – wenn jemand etwas von mir wollte, dann war ich doch wohl gut genug. Ich hatte diese Formel für mich entwickelt, basierend darauf, wie sich meine Beziehungen zu anderen in meiner Kindheit gestaltet hatten.

Als Erwachsene habe ich dieses Verhaltensmuster allerdings in meine Beziehungen mit eingebracht und mich nie mit der Frage auseinandergesetzt, was *ich* abgesehen von der Anerkennung anderer eigentlich gebraucht hätte. Um mein Bedürfnis danach, mich gebraucht zu fühlen, zu befriedigen, habe ich mich in Beziehungen der Tiefe verweigert, nach der ich mich so sehr gesehnt habe. Die Schnipsel Aufmerksamkeit, die ich von anderen bekommen habe, haben mich immer nur kurzzeitig erfüllt, sodass ich mich furchtbar isoliert, unsichtbar, nicht gehört und einsam gefühlt habe.

Das Ganze habe ich so lange weiterlaufen lassen, weil ich meiner Ansicht nach Liebe und die Befriedigung meiner Bedürfnisse nicht verdient hatte. Und wenn aus irgendeinem Grund unsere Bedürfnisse nicht erfüllt sind, kann es dazu führen, dass wir dieser Erfüllung in unseren Beziehungen hinterherjagen. Wir führen ein Verhaltensmuster fort, bei dem wir aus dem verzweifelten Wunsch heraus, gesehen und gebraucht zu werden, ständig anderen zu gefallen versuchen. Das geht allerdings auf Kosten unserer eigenen Zeit und Energie, wodurch wir nach und nach an den Rand der Erschöpfung geraten.

Lebensregeln festlegen

Wenn du dich in deiner Kindheit nicht geliebt gefühlt hast, dann buhlst du wahrscheinlich in deinen Beziehungen um Liebe. Du wirst dieses Verhaltensmuster so lange fortsetzen, bis du *die Gründe* für dein Handeln verstehst und Strategien für einen Schritt nach vorn entwickeln kannst. Um zu so einem Verständnis zu gelangen, musst du dich mit deinem »inneren Kind« auseinandersetzen – mit dem Teil von dir, der sich noch immer an Erfahrungen aus deiner Kindheit klammert und deine Lebensrealität stark beeinflusst. Erst dann kannst du damit anfangen, dich von diesem Verhaltensmuster freizumachen.

Das KIND, das nur bedingte Liebe erfahren hat =
der ERWACHSENE, der sich als nicht gut genug empfindet
und glaubt, sich Liebe verdienen zu müssen.

Bei der Suche nach den Ursprüngen meiner Verhaltensmuster, ist mir klar geworden, dass meine Bezugspersonen in meiner Kindheit nicht die Art von emotionaler Beziehung zu mir aufgebaut haben, die ich gebraucht hätte. Das war nicht ihre Schuld, da sie selbst wiederum durch Erfahrungen aus ihrer Kindheit geprägt waren. Weil meine emotionalen Bedürfnisse nicht befriedigt waren, bin ich allerdings zu dem Schluss gekommen, dass ich allen zu viel wurde, und habe mir Sorgen darüber gemacht, wie viel Raum ich für mich eingenommen habe. Dadurch habe ich mein Licht unter den Scheffel gestellt. Ich habe mir selbst nicht mehr vertraut und mich mehr auf die Reaktionen anderer konzentriert, um sicherzustellen, dass ich für sie »gut genug« sein würde.

Tatsächlich bestand das Problem ja gar nicht darin, dass ich »zu viel« wurde – die anderen wussten nur nicht, wie sie mir den nötigen Raum einräumen sollten, damit ich ganz ich selbst sein konnte. Ich war ein sensibles Kind, habe die Reaktionen von anderen sofort bemerkt und ihnen bei meiner Interpretation unlogische Erklärungen zugeschrieben. Das hat dazu geführt, dass ich für das Leben meine eigenen Regeln aufgestellt und durch sie mein Auftreten anderen gegenüber kontrolliert habe.

Menschen legen in der Kindheit die Grundlagen dafür, wie sie Beziehungen zu anderen gestalten. Ihre Kindheitserfahrungen führen zu gewissen Überzeugungen, die sie als Lebensregeln verinnerlichen und ins Erwachsenenalter mit hinübertragen. Ein Beispiel für eine in der Kindheit erlernten Regel ist »Menschen werden dich immer im Stich lassen«. Zu dieser Überzeugung gelangt jemand vielleicht, weil ein Elternteil in der Kindheit weitestgehend abwesend war oder ihn ein ums andere Mal enttäuscht hat. Er kommt zu dem Schluss, dass er sich auf diesen Elternteil nicht verlassen kann, und trägt diese Überzeugung unbewusst ins Erwachsenenalter mit hinüber.

Das KIND, das seine emotionalen Bedürfnisse allein bewältigen musste = der ERWACHSENE, dem es schwerfällt, sich verletzlich zu zeigen.

HFA und die Angst vor Ablehnung

Wie ich bereits erklärt habe, haben wir Menschen mit HFA oft das Gefühl, »zu sensibel« zu sein. Aber das stimmt nicht. Das Problem besteht vielmehr darin, dass uns die Hilfsmittel dafür fehlen, mit unserer Empfindsamkeit richtig umzugehen. Wir haben ein feines Gespür für andere Menschen und bekommen so einiges mit. Statt aber zu begreifen, dass es sich dabei um Probleme der anderen handelt, sehen wir immer uns selbst als den Grund für Stimmungsschwankungen. Und das beeinflusst natürlich unser Verhalten.

Ein Beispiel: Eine Kollegin, mit der du sonst viel herumalberst, ist heute furchtbar ernst. Als du wie üblich einen Witz machst, reagiert sie nicht darauf. Sofort gehst du vom Schlimmsten aus, fragst dich, wodurch du sie wohl verletzt hast und warum sie dich nicht mehr mag.

Der Realität entspricht erst einmal nur, dass du aufmerksam und sensibel bist, was deine Kollegin angeht. Deshalb hast du heute eine Veränderung in ihrem Verhalten bemerkt. Statt sie zu fragen, ob bei ihr alles in Ordnung ist, hast du die Sache jedoch persönlich genommen und dich als Grund dafür vermutet. Infolgedessen machst du vielleicht dicht, weil du glaubst, dass dich deine Kollegin ablehnt (was ja gar nicht passiert ist). Oder du bemühst dich im Gegenteil übertrieben um sie, um sie wieder für dich zu gewinnen.

Tatsächlich kann es doch sein, dass deine Kollegin in der Nacht davor einfach nicht gut geschlafen hat, dass sie wegen eines wichtigen Meetings nervös ist oder im Privatleben mit Problemen zu kämpfen hat. Dann hätte ihre schlechte Laune gar nichts mit dir zu tun. Es kann sich so viel verändern, wenn du deine Empfindsamkeit *besser verstehst*. Solche Situationen in ein neues Licht zu tauchen, kann eine enorme Wirkung erzielen.

Die Wurzel von HFA ist das Gefühl des Nicht-gut-genug-Seins, und dieses Gefühl entspringt aus der eigenen Angst. In Schritt 2 gehen wir näher auf diese Angst ein, die auf Erfahrungen in unserer Vergangenheit basiert. Wie ich bereits erklärt habe, verbergen Menschen mit HFA die Teile von sich selbst, die sie als nicht annehmbar erachten, und ihre Ängste treiben sie dazu an, mehr und mehr Leistungen zu erbringen. Sie streben danach, sich *gut genug* zu fühlen, und wenn es nur vorübergehend ist. Bis sie sich endlich so *akzeptieren*, wie sie wirklich sind, wird das aber nicht geschehen. Stattdessen finden sie andere Wege, um ihr Bedürfnis nach Anerkennung zu stillen, die manchmal aber ihrem Wohlbefinden nicht zuträglich sind.

Dein Wert wird nicht dadurch definiert, dass andere ihn erkennen können. Vielmehr entspringt er deiner Beziehung zu dir selbst, dem Respekt, den du dir entgegenbringst. Er wird dadurch definiert, wie du dir selbst zuhörst und dir das zugestehst, was du brauchst, wie du dich vor Energien schützt, die nicht mit deiner eigenen harmonieren.

Die Bedeutung von Selbstbesinnung

Ich würde an dieser Stelle gern klarstellen, dass ich hier niemandem Vorwürfe machen will. Jeder von uns ist ein Mensch mit seinen eigenen komplexen Bedürfnissen, und die Personen in unserem Umfeld sind manchmal nicht dazu in der Lage, diese Bedürfnisse zu erfüllen. Für all das, was mir in meiner Kindheit mit auf den Weg gegeben wurde, bin ich dankbar. Gleichzeitig bin ich mir aber all dessen bewusst, was gefehlt hat. Ich war ein furchtbar wütender Teenager, sehnte mich innerlich jedoch nach Liebe und danach, gesehen zu werden. Trotzdem habe ich niemanden an mich herangelassen.

Beim Blick zurück kann ich mittlerweile erkennen, dass mein Verhalten auf der Angst vor Zurückweisung basiert hat. Ich habe mich daran gewöhnt, allein klarzukommen, und meine geheimen Gedanken meinem Tagebuch anvertraut – bis das einmal jemand gefunden hat. Danach habe ich sie lieber durch Gedichte und Kunst zum Ausdruck gebracht. Mittlerweile war ich ziemlich gut darin geworden, mich hinter einer Maske zu verstecken und der Welt nur zu zeigen, was mir meiner Meinung nach Anerkennung sichern und beweisen würde, dass mit mir alles in Ordnung war.

Von mir nicht akzeptierte Teile meiner Persönlichkeit habe ich ignoriert und verdrängt. Dabei war mir allerdings nicht klar, dass ich den inneren Kampf mit mir selbst ausgetragen habe. Ich hätte alle Ratgeber der Welt lesen können, in denen klar und deutlich steht, dass man sich selbst lieben soll. Trotzdem wäre das für mich unmöglich gewesen, weil ich einfach nicht verstanden habe, was eigentlich los war. Damals kannte ich nur eine Methode, um meine Bedürfnisse zu stillen: anderen das zu geben, was sie meiner Meinung nach von mir wollten.

Und das ist ja auch lange gut gegangen, bis es irgendwann eben nicht mehr funktioniert hat. In dem Moment ist mir klar geworden, dass sich etwas ändern musste. Ich bin fest davon überzeugt, dass wir an manchen Herausforderungen wachsen und durch sie zu einem tieferen Verständnis gelangen. So wie der Schmetterling darauf wartet, den Kokon verlassen zu können, müssen auch wir Zeit in diesem Bereich verbringen, bis wir für Veränderungen bereit sind.

Wir gehen durchs Leben und verstehen die Dinge manchmal nicht, bis wir einen Rückblick wagen und einen Zusammenhang zwischen Vergangenheit und Gegenwart herzustellen beginnen. Unsere Erfahrungen helfen uns, unsere Verhaltensmuster besser zu verstehen, und bieten die Möglichkeit für bewusstere Entscheidungen im Hinblick auf die Zukunft. Während wir den Weg nach vorn antreten, empfinden wir es in manchen Situationen vielleicht so, als würde uns das Wasser bis zum Hals stehen. Die Belastbarkeit, die wir durch Selbstbesinnung entwickeln, gibt uns aber die nötige Stärke und den Mut zum Weitermachen.

Wissen, wer wir sind

Da HFA keine offiziell anerkannte Diagnose ist, steht nur wenig Material zur Verfügung, durch das man sich informieren könnte, um mit der Störung besser klarzukommen. Das werde ich mit den fünf Schritten in diesem Buch ändern. Und es geht mir dabei nicht nur um eine Begriffsklärung, sondern vor allem um das *Verstehen*. Durch eine genaue Analyse deines Verhaltens wirst du an Weisheit gewinnen und dir durch neue Einsichten mit mehr Selbsterkenntnis begegnen.

Wenn es uns schwerfällt, im Leben den uns zustehenden Platz einzufordern, weil wir uns wie eine Last fühlen, dann wird sich das auf den Umgang mit unseren Mitmenschen auswirken. Dadurch halten wir uns womöglich selbst klein, nehmen nur das Eckchen ein, das uns unserer Meinung nach zusteht, und geben uns nicht die Erlaubnis zu Weiterentwicklung und Entfaltung. Wir sind mit so einem Verhalten allerdings nicht zur Welt gekommen, sondern haben es vielmehr erlernt.

Man kann so eine Lebenseinstellung auch wieder ändern, indem man sich nicht länger auf die Erwartungen anderer, sondern wieder auf das Sein konzentriert.

Mit 22 wurde bei mir Legasthenie festgestellt, was für mich sehr einschneidend war. Ich weiß noch genau, wie ich einer Unidozentin gegenübergesessen habe, die gern mit mir hatte sprechen wollen, nachdem zum ersten Mal eine von mir eingereichte Arbeit als ungenügend bewertet worden war. Vor dem Gespräch hatte ich mir katastrophale Gedanken gemacht und befürchtet, sie habe durchschaut, wie dumm ich wirklich sei. Tatsächlich rechnete ich damit, des Masterstudiengangs verwiesen zu werden. Stattdessen hat sie jedoch zu mir gesagt: »Lalitaa, hat schon mal jemand mit Ihnen über Ihre Sätze und Formulierungen gesprochen?«

Als ich ihre Worte gehört habe, habe ich die Kontrolle verloren und bin in Tränen ausgebrochen. Es waren Tränen der Erleichterung, weil endlich jemand erkannte, wie sehr ich zu kämpfen hatte. Gleichzeitig waren es jedoch auch Tränen der Scham, weil ich als Versagerin entlarvt worden war. An diesem bedeutungsvollen Moment in meinem Leben fand also ein Kräftemessen gegensätzlicher Emotionen statt. Die Dozentin, Sally, hatte sich doch mit mir zusammengesetzt, weil ich ihr wichtig war und sie sich um mich sorgte. Das hat einerseits angenehme Gefühle bei mir ausgelöst. Andererseits wollte ich am liebsten so schnell wie möglich wieder die Maske aufsetzen, hinter der ich mich immer versteckte.

Nachdem ich entdeckt hatte, dass ich an Legasthenie leide, habe ich mit Nachforschungen darüber begonnen, um diese Lernstörung besser zu verstehen. Allerdings habe ich niemandem von meiner Diagnose erzählt. Mir ist klar geworden, dass ich beim Lesen und bei meiner Interpretation der Welt jahrelang gewisse Strategien entwickelt hatte, um klarzukommen. In der Schule und an der Uni habe ich besonders viel pauken müssen und mich ständig mit anderen Studierenden verglichen, denen alles zuzufliegen schien, während ich stundenlang büffeln musste, um das Material zu erfassen.

Im Rückblick kann ich gut erkennen, wie mein Selbstwert und mein Selbstbewusstsein darunter gelitten haben und warum ich mein Verhalten ständig durch Streben nach Erfolg zu kaschieren versuchte.

Dieses Streben nach Erfolg hat mich darin bestärkt, meine akademische Karriere fortzusetzen, und ich beschloss zu promovieren. Erst nach dem Erlangen meines Doktortitels bekam ich zusätzlich noch die Diagnose einer Aufmerksamkeitsdefizit-Hyperaktivitätsstörung (ADHS). Wieder war es für mich ein schwerer Schock, während ich gleichzeitig auch erleichtert war und mir Gedanken wie »Es liegt nicht an mir« und »Ich bin hier nicht das Problem« durch den Kopf gegangen sind. Die Diagnose hat mir geholfen, mich selbst zu akzeptieren, weil ich dadurch besser verstehen und nachvollziehen konnte, was hinter meiner Stirn so vor sich ging.

Endlich hat für mich alles einen Sinn ergeben, und ich habe mir nicht länger Vorwürfe gemacht, weil mit mir irgendetwas »nicht gestimmt hat«. Wenn ich daran zurückdenke, wie viel ich (als leistungsstarke Schülerin) hatte lernen müssen, um bei den Arbeiten die besten Noten zu schreiben, ärgert es mich heute, dass keiner meiner Lehrer mein ADHS erkannt hatte. In der Schule war ich immer eine der braven Schülerinnen gewesen, die stets die Regeln befolgt hat. Natürlich wurde ich für so ein Verhalten gelobt, was mich nur noch mehr angespornt hatte.

Erst durch das Verständnis dessen, wer wir sind, können wir unsere Kommunikation und Beziehungen mit anderen gelassen und besonnen gestalten, statt von Stress getrieben oder lediglich auf der Basis von Reaktionen. Im Wissen darum, wer wir sind, liegt Kraft.

Die Symptome von HFA

Wie du an diesem Punkt bereits weißt, beginnt das Erkennen von HFA damit, ihre Symptome und Eigenschaften zu identifizieren und zu verstehen, um die verschiedenen möglichen Beeinträchtigungen durch sie zu erkennen. Nur durch Wissen kannst du zu Akzeptanz gelangen. Mit meinen Patienten setze ich mich daher oft einfach zum Gespräch zusammen und verhelfe ihnen zu einem besseren Verständnis ihrer selbst, indem ich ihnen Interesse entgegenbringe, ohne sie zu verurteilen. Manchmal reicht es schon, sich einen Spiegel vorzuhalten, um zu ergründen, warum man sich auf eine bestimmte Art und Weise fühlt.

Als Nächstes stelle ich die sieben grundlegenden psychischen Symptome von HFA vor – die alle etwas mit dem Zusammenhang von Körper und Geist zu tun haben – und wie sie sich in unserem täglichen Verhalten zeigen. Ich habe unter der Überschrift *Sich als nicht gut genug empfinden* jeweils ein mögliches Beispiel dafür gegeben, wie sich die Symptome zeigen können, um sie besser zu erkennen.

HFA-Symptom 1: Perfektionismus

Beim Perfektionismus dreht sich alles darum, wie wir uns der Welt präsentieren. Wir legen an uns selbst hohe Maßstäbe an, haben eng gesteckte Erwartungen und klare Vorstellungen davon, wie wir die erwünschten Ziele erreichen wollen. Warum? Weil wir tief im Inneren das Bedürfnis verspüren, allen zu zeigen, dass wir gut genug sind.

Perfektionisten sind für gewöhnlich ehrgeizig, gut organisiert und verlässlich, aber sie können sich übermäßig kritisch zeigen, wenn ihre Erwartungen nicht erfüllt werden. Perfektionismus kann auch ein Symptom für Nervosität sein. Oft liegt ihm Angst vor dem Versagen oder vor irgendeiner Form von Ablehnung zugrunde. Aber eines ist doch klar: *Perfekt ist nichts und niemand.*

Vor Kurzem habe ich mich mit einer Frau unterhalten, die gern ein Unternehmen gründen wollte, es aber noch nicht getan hatte. Als ich mich nach den Gründen dafür erkundigte, lautete die Antwort, dass sie eben Perfektionistin sei. Das hat mich neugierig gemacht, und ich habe gesagt: »Wenn wir uns als Perfektionisten wahrnehmen, entspringt das manchmal tief verankerten Ängsten.«

Zunächst hat sie zwar beharrlich versichert, so sei das bei ihr nicht, aber im weiteren Verlauf des Gesprächs wurde immer deutlicher, dass das nicht stimmte. Wie sie selbst einräumte, hatte sie gerade deshalb Angst vor dem Scheitern, weil sie immer als stark und unabhängig wahrgenommen werden wollte. Auf keinen Fall wollte sie von anderen als die Person gesehen werden, die »nicht alles im Griff hat«.

Ihre Angst vor dem möglichen Scheitern ihres unternehmerischen Vorhabens hatte damit zu tun, dass sie dann als »nicht perfekt« wahrgenommen werden könnte. Statt das Risiko einzugehen und ihr Unternehmen zu gründen (wofür sie absolut qualifiziert war), ist sie lieber auf Nummer sicher gegangen und verharrte in der aktuellen Situation. Die Furcht vor dem Scheitern und der damit einhergehende Perfektionismus haben sie gebremst.

Manche Perfektionisten sind durch die Angst vor dem Scheitern wie gelähmt und deshalb nicht dazu in der Lage, eine anstehende Aufgabe in Angriff zu nehmen. Das ist selbst manchen der größten Köpfen unserer Zeit passiert, wenn sie sich aus Angst vor dem Scheitern, vor Verurteilung oder Kritik geweigert haben, ihre beste Arbeit der Öffentlichkeit vorzustellen. So etwas meine ich damit, wenn ich sage, dass viele meiner Patienten sich eines zugrundeliegenden Problems bewusst sind, es aber nicht genau benennen können.

Diese Frau wollte gern ein Geschäftsvorhaben umsetzen, benutzte ihren Perfektionismus aber als Ausrede, um gar nicht erst damit anzufangen. Die Wurzel des Problems war dabei die Furcht vor dem Scheitern. Es handelt sich hier um ein vielschichtiges Problem, weil wir bei HFA unsere erhöhte Empfindsamkeit nutzen, um uns im Leben zurechtzufinden. Unser Verhalten, unsere Reaktionen und die Art und Weise, wie wir uns der Welt präsentieren, basieren auf durch frühere Erfahrungen Erlerntem und sind darauf ausgerichtet, unsere Sicherheit zu gewährleisten. Uns ist nicht einmal bewusst, dass wir uns als »nicht gut genug« empfinden – wir spüren nur, dass irgendetwas nicht stimmt.

Sich als nicht gut genug empfinden

Stelle dir mal vor, dass wir beide uns unterhalten und du kurz wegguckst oder abwesend wirkst, während ich spreche. Als Perfektionistin mit HFA werde ich daraufhin das Thema wechseln oder mein Verhalten in diesem Gespräch ändern, weil ich denke, dass dich nicht interessiert, was ich zu sagen habe. Dabei ist das bloß meine Wahrnehmung. In Wirklichkeit bist du vielleicht einfach müde oder wurdest von etwas abgelenkt, was nichts mit mir zu tun hat.

Ich empfinde es aber als notwendig, dir zu zeigen, dass ich »perfekt« bin und alles im Griff habe. Das gehört zu meinem Bedürfnis nach Kontrolle dazu. Mein Verhalten vermittelt mir das Gefühl, dass ich gut genug bin und dass mit mir alles in Ordnung ist – obwohl ich tief in meinem Inneren davon überzeugt bin, dass das nicht stimmt. So ein Ansatz bietet nur eine vorübergehende Lösung. Als Perfektionistin stelle ich mich nicht so dar, wie ich wirklich bin, sondern zeige vielmehr die Version von mir, die mir meiner Meinung nach die Anerkennung anderer sichert. Und wenn mir diese Bestätigung von außen zuteilwird, geht es mir dadurch besser.

Durch das Bemühen um Bestätigung von außen geben wir allerdings anderen Menschen die Macht über unseren Wert. Wir richten unsere Handlungen nur auf die Zufriedenheit anderer und auf ihre vermeintlichen Erwartungen an uns aus, statt im Einklang mit unserem wahren Selbst zu leben. Es ist an der Zeit, wieder selbst die Kontrolle über unseren Wert zu übernehmen.

HFA-Symptom 2: Schwarzmalerei

Mit Schwarzmalerei ist gemeint, dass wir in jeder Situation, bei jedem Ereignis, vom Schlimmsten ausgehen oder die Dinge viel negativer sehen, als sie wirklich sind. Das ist eine Form von kognitiver Dissonanz oder verzerrtem Denken. Wenn wir schwarzsehen, grübeln wir viel zu lange über eine bestimmte Möglichkeit nach und überschätzen die Wahrscheinlichkeit, dass etwas Schlimmes passieren wird. Uns in so etwas zu verbeißen, kann zu Angst, Nervosität, einem Gefühl von Überforderung und Verwirrung führen.

Vor einer Präsentation aufgeregt zu sein, ist recht normal. Anders sieht es aus, wenn wir uns vorstellen, dass uns womöglich die Stimme wegbleibt, der Projektor nicht funktionieren wird oder uns die Zuhörer auslachen werden, und diese negativen Szenarios in Gedanken immer und immer wieder heraufbeschwören. Wenn dann der Moment im echten Leben kommt, steht der Körper bereits unter Hochspannung, weil er schon mehrmals in Visualisierungen miterlebt hat, wie alles schiefläuft. Wir haben für uns eine Situation erschaffen, die von Anfang an durch negative Gefühle geprägt ist, was unsere Nervosität nur noch verstärkt. Das liegt daran, dass wir unseren pessimistischen Gedanken freien Lauf gelassen haben.

Schwarzmalerei entstammt der Angst vor Verurteilung, die wiederum mit der Angst vor Ablehnung zu tun hat. Sie hält uns klein und verhindert, dass wir unser volles Potential ausschöpfen.

Wir »lernen« dieses Schwarzsehen – immer zehn Schritte im Voraus zu denken –, weil wir uns dadurch sicher fühlen. Wenn wir alle möglicherweise auftretenden Probleme und Schwierigkeiten schon im Vorfeld identifizieren, können wir entsprechend planen, um ihnen zuvorzukommen. Dies führt aber dazu, dass wir gewisse Chancen vielleicht nicht wahrnehmen, weil unsere Vorstellungskraft uns das vorher schon ausredet. Wir lassen uns auf unserem Lebensweg von Angst leiten. Wenn wir uns auf alle Eventualitäten einstellen, haben wir nämlich das Gefühl, dass wir die Dinge unter Kontrolle haben und uns nichts unvorbereitet treffen wird.

So gehen wir vor, um zu verhindern, dass wir uns wieder einmal blamieren und bekümmert, beschämt oder mit schlechtem Gewissen aus einer Situation hervorgehen. Ich sage »wieder einmal«, weil wir diese Gefühle in der Vergangenheit bereits empfunden und als unangenehm wahrgenommen haben. Deshalb suchen wir jetzt nach Möglichkeiten, sie zu verhindern. Das ist so ähnlich wie mit einem scharfen Messer: Wenn wir mal aus Versehen seine Klinge berührt und uns daran geschnitten haben, werden wir bei scharfen Messern in Zukunft vorsichtiger sein, um uns nicht noch einmal zu verletzen. Unser Gehirn assoziiert das Messer mit Schmerz und nimmt es daher als Gefahr wahr. Oder wir wurden vielleicht mal in der Schule für etwas ausgelacht, was wir im Unterricht gesagt haben. Das war peinlich und hat wehgetan. Deshalb machen wir in der Öffentlichkeit nur noch ungern den Mund auf, um solche Gefühle nicht erneut durchmachen zu müssen.

Ergehen wir uns aber in Grübeleien und Schwarzseherei, dann erschaffen wir damit Emotionen und Einschränkungen, die gar nicht existieren. Unser Körper kann den Unterschied zwischen dem, was echt ist, und dem, was wir uns nur vorstellen, nicht erkennen. Wenn wir uns negative Situationen ausmalen, denkt er daher, dass wir die damit einhergehenden Gefühle wirklich durchmachen.

Vielleicht redest du dir ein, dass du eine schlechte Note schreiben und daher den Abschluss nicht schaffen wirst. Deshalb kannst du nicht studieren und wirst niemals Karriere machen. Möglicherweise bist du auch davon überzeugt, dass du dir bei der Arbeit nie auch nur den kleinsten Fehler leisten darfst, weil du sonst nicht befördert wirst und das als berufliches Scheitern auffasst. Oder du hast Angst, keinen guten Eindruck zu hinterlassen, ausgelacht und als Außenseiter abgestempelt zu werden. Bei solchen Szenarios denkt dein Körper, dass all diese Dinge wirklich passieren. Dann versucht er, deine Sicherheit zu gewährleisten, indem er dir beibringt, die Situation zu meiden.

Sich als nicht gut genug empfinden

Stelle dir mal vor, dass du gerade ein buntes Oberteil gekauft hast und es abends zum Ausgehen anziehen willst. Dann erinnerst du dich aber an eine Situation, in der jemand etwas Ähnliches getragen hat und eine Freundin darüber einen abschätzigen Kommentar gemacht hat. Plötzlich hörst du sie zu dir sagen: »Oh, das willst du anziehen? Das ist aber ein bisschen auffällig, oder?«

Du bist verletzt und verlegen, obwohl in Wirklichkeit ja nichts von dem passiert ist, was du dir da ausmalst. Aber du grübelst viel zu lange über die Sache nach, ergehst dich in negativen Gedanken und beschwörst kritische Kommentare herauf, die doch nie ausgesprochen wurden. Als du dich fürs Ausgehen fertigmachst, wirst du immer nervöser, weil du solche Gefühle gleich nicht noch einmal durchleben willst. Deshalb beschließt du am Ende, das Oberteil nicht zu tragen.

Dieses Zehn-Schritte-im-Voraus-Denken führt zu viel Beklemmung und Angst und lässt dich nicht so leben, wie du solltest. Was andere über dich denken, ist dir so wichtig, weil sie dich als gut genug erachten sollen. Du kannst aber lernen, mit solchen Tendenzen besser umzugehen und dich davon nicht länger bremsen zu lassen – das zeige ich dir in Schritt 3, in dem wir ein Set aus HFA-Hilfsmitteln zusammenstellen, und in Schritt 4, in dem es um das Setzen gesunder Grenzen geht.

HFA-Symptom 3: Angst vor Verurteilung

Die Angst vor der Verurteilung durch andere entsteht, wenn wir uns zu viele Sorgen darüber machen, was andere über uns denken. Weil wir von unseren Mitmenschen in einem positiven Licht gesehen werden wollen, erlauben wir ihnen, unseren Wert zu definieren. Dabei entspringt der in Wirklichkeit ganz anderen Dingen, wie ich bereits erläutert habe. Durch unsere Angst hängen wir von den Personen in unserem Umfeld ab und treffen Entscheidungen, die auf der Vermutung basieren, was diese von uns erwarten.

Es wird immer Dinge geben, in denen wir nicht gut sind, und Menschen, die uns nicht mögen. Das müssen wir akzeptieren, weil die Alternative ein Leben voll ständigem Streben nach Anerkennung von außen ist.

Die Angst vor den Urteilen anderer hat mit dem Überleben in der Gruppe zu tun. Für unsere prähistorischen Vorfahren war es von Vorteil, positiv beurteilt statt für Unzulänglichkeiten kritisiert zu werden, da es die Überlebenschancen erhöht hat. Und überleg doch mal: Selbst heute treibt Erfolg die Karriere voran, während schlechte Arbeitsleistungen zu Herabstufung oder Entlassung führen können.

Wir können nicht erwarten, dass wir von allen gemocht und in den höchsten Tönen gelobt werden oder bei jedem in Angriff genommenen Projekt Erfolg haben, auch wenn wir uns noch so sehr bemühen und dafür verrenken. So funktioniert das Leben nun mal nicht, und wir haben auch viel mehr verdient. Und tatsächlich lernen wir mehr durchs Scheitern – dadurch, dass wir uns nach einem Rückschlag wieder aufrappeln – als dadurch, uns selbst die Flügel zu stutzen und aus Angst vor Patzern keine Risiken einzugehen. Durch Fehler entwickeln wir Belastbarkeit und entdecken, wozu wir wirklich fähig sind. Wir müssen lernen, uns mit mehr Gelassenheit an die tatsächlichen Geschehnisse anzupassen, statt uns verzweifelt an etwas zu klammern, worüber wir keine Kontrolle haben.

Sich als nicht gut genug empfinden

Stelle dir mal vor, dass du Teil eines Obstgartens mit vielen Apfelbäumen bist, die wunderschön blühen und später prächtige Früchte tragen. Allerdings bist du anders. Deine Blüten sind anders, deine

Früchte sind anders, du siehst anders aus und riechst anders, und zwar deshalb, weil du ein Orangenbaum bist.

Du machst dir solche Sorgen darüber, was die anderen Bäume über dich denken, dass du deine wahre Orangenbaumnatur verleugnest und wie die anderen Bäume Äpfel trägst, nur um dich anzupassen. Aber damit führst du einen aussichtslosen Kampf, weil du eben ein Orangenbaum bist. Du stehst nicht mit dir selbst im Einklang.

Durch Angst vor dem Scheitern setzt du dich noch mehr unter Druck, willst sogar die besten Äpfel im ganzen Obstgarten tragen (hochfunktional) und verbirgst die ganze Zeit deine zauberhafte Orangenbaumnatur – weil du nicht dafür verurteilt werden willst, was du wirklich bist. Aber du bist ein Orangenbaum, kein Apfelbaum, und kannst nicht ewig den Schein wahren. Das ist kein natürlicher Zustand und wird dir auf lange Sicht schaden.

HFA-Symptom 4: Erwartungsangst

Der Begriff »Erwartungsangst« ist eine andere Art und Weise, die Angst und Sorge vor schlimmen Dingen zu beschreiben, die passieren *könnten*. Man kann sie in vielen verschiedenen Situationen empfinden, normalerweise wird sie jedoch durch Dinge ausgelöst, die wir nicht vorhersagen oder kontrollieren können. Wer an Erwartungsangst leidet, verbringt viel Zeit damit, sich im Voraus das Schlimmste auszumalen. Sich immer auf unerwünschte Ergebnisse zu konzentrieren, kann zu Frustration und einem Gefühl der Hoffnungslosigkeit führen.

Wir hatten sicher alle schon mal mit Erwartungsangst zu kämpfen – vor einem Vorstellungsgespräch, einer ersten Verabredung oder einer großen Reise. Wenn diese Form von Angst für uns jedoch alltäglich wird, kann das furchtbar an uns zehren. Erwartungsangst bedeutet Nervosität und Sorge in Bezug auf die Zukunft – Angst vor schlimmen Dingen oder davor, dass wir nicht erfolgreich zu Ende führen können, was wir uns vorgenommen haben. Es handelt sich um die Aufregung, die wir empfinden, wenn wir mit einer Herausforderung, einer schwierigen Entscheidung oder Situation rechnen.

Bei der Erwartungsangst suchen wir nach Wegen, uns die befürchteten Erfahrungen zu ersparen, was zu Erschöpfung führen kann. Und diese Angst bringt viel mehr mit sich als nur ein wenig Nervosität und ein mulmiges Gefühl im Bauch. Wenn sich Menschen mit HFA vor gewissen Ereignissen in einen Zustand hineinsteigern, der jede Menge angstbasiertes Adrenalin durch ihre Adern schickt, können sie nicht einmal mehr klar denken.

Es ist schwierig, unter diesen Umständen zu funktionieren. Wie wir im Abschnitt über Schwarzmalerei und Sorgen über eventuelle Geschehnisse bereits gesehen haben, führt so eine Furcht zu einem Verhalten, bei dem wir im Kopf mögliche Szenarios durchgehen und immer zehn Schritte im Voraus denken. Der Körper will aber nicht unter Stress stehen, sondern uns ja gerade davor schützen. Also versucht er, uns aus Angst vor *möglichen* Ereignissen von Dingen abzuhalten, die wir sonst möglicherweise getan hätten.

Sich als nicht gut genug empfinden

Stell dir mal vor, dass die Person an deiner Seite in letzter Zeit nachdenklicher als sonst wirkt. Wenn du das ansprichst, versichert sie aber immer wieder, dass alles in Ordnung ist. Du glaubst ihr jedoch nicht und beginnst zu befürchten, dass sie die Beziehung beenden will. Schon bald malst du dir in Gedanken immer und immer wieder das deiner Meinung nach bald anstehende Gespräch aus, in dem sie sich von dir trennt. Die Vorstellung, den wichtigsten Menschen in deinem Leben zu verlieren, macht dich fix und fertig, sodass du kaum noch was runterkriegst und abends nicht einschlafen kannst. Wenn du ein besseres Verständnis für deine erhöhte Empfindsamkeit entwickelt hast, kannst du so eine Dynamik bereits unterbinden, bevor sie entsteht.

HFA-Symptom 5: Überverantwortlichkeit

Einer Person, die Verantwortung übernimmt, scheinen ihre Mitmenschen wichtig zu sein, und sie wird im Allgemeinen als engagiert, zuverlässig und vertrauenswürdig angesehen. Man kann aber leicht in die Falle tappen und sich *zu viel* Verantwortung aufbürden. Wer sich überverantwortlich verhält, will es immer allen recht machen und stellt die Bedürfnisse anderer über die eigenen, um Konflikte, Kritik, Ablehnung, Enttäuschungen und Verluste auf ein Minimum zu beschränken oder ganz zu vermeiden.

Sich übermäßig verantwortlich zu zeigen, bedeutet auch, sich nur schwer auf andere verlassen zu können und sich um Dinge bevorzugt selbst zu kümmern. Überverantwortliche Menschen bürden sich zu große Verantwortung und Last auf, die sie oft anderen abnehmen. Sie wollen aus Angst vor Zurückweisung niemanden enttäuschen und lösen Probleme am liebsten selbst, obwohl das vielleicht gar nicht ihre Aufgabe ist. Trotzdem sind sie allzeit bereit und sagen stets: »Okay, das kann ich übernehmen.« Denn solange sie mit diesen ganzen Anforderungen klarkommen, ist bei ihnen »alles in Ordnung«.

Für Menschen mit HFA besteht die Ursache für Überverantwortlichkeit darin, dass sie anderen zu Diensten sind und ihnen gefallen wollen. Dies entspringt oft einem tiefen Sehnen nach Liebe und

Anerkennung. Sie sind in einer Dynamik gefangen, bei der sie zu niemandem Nein sagen wollen, weil sie ihre Mitmenschen damit enttäuschen würden. Dabei sind sie für deren Gefühle keineswegs verantwortlich.

Solches Verhalten führt auch dazu, dass andere sie mögen und schätzen, wodurch ihr Bedürfnis nach Bestätigung von außen gestillt wird. Wenn sie sich um alles kümmern und sicherstellen, dass es vernünftig erledigt wird, dann müssen sie aufgrund ihrer Leistungen doch als gut genug wahrgenommen werden, oder? So entsteht ein fortgeführtes Verhaltensmuster, das ihren Wunsch nach Anerkennung erfüllt.

Sich als nicht gut genug empfinden

Stell dir vor, dass dich bei der Arbeit dein Vorgesetzter fragt, ob du etwas für ihn erledigen kannst. Du nimmst die Aufgabe an, wirst in einem Teammeeting später aber von ihm gebeten, auch noch etwas anderes zu übernehmen. An diesem Tag hast du ohnehin schon viel zu tun und hast dich darüber hinaus nach der Arbeit mit Freunden verabredet. Trotzdem möchtest du nur ungern ablehnen, weil du deinen Vorgesetzten nicht enttäuschen und vor dem Team nicht schlecht dastehen willst.

Gleichzeitig willst du aber deinen Freunden nicht absagen, damit sie nicht denken, dass du ihnen nicht wichtig bist. Also erscheinst du zu der Verabredung mit ihnen überlastet, erschöpft und angespannt, versuchst später zu Hause, noch etwas zu schaffen und stellst dir am nächsten Morgen früh den Wecker, um vor der Arbeit alles fertigzumachen. Niemand bekommt mit, wie sehr du dich für die Sache aufreibst. Tatsächlich bist du nämlich total erschöpft und fühlst dich im Hamsterrad gefangen.

Das ist der Moment, in dem du mit deiner Überverantwortlichkeit auf die Nase fällst, weil sie auf lange Sicht einfach nicht durchzuhalten ist.

Du musst lernen, dir der Grenzen dessen bewusst zu sein, was du schaffen kannst, und die Einhaltung dieser Grenzen auch durchsetzen.

HFA-Symptom 6: Übererfüllung

Die Arbeit auf ein bestimmtes Ziel hin gehört bei den meisten Menschen zum Leben dazu, und es kann sehr erfüllend sein, einen Meilenstein zu erreichen oder für etwas belohnt zu werden. Für Menschen mit HFA allerdings ist das Verbuchen von Erfolgen einfach Teil des Prozesses, den sie eingerichtet haben, um ihr Bedürfnis nach externer Bestätigung zu befriedigen. Statt sich an ihren Verdiensten zu erfreuen, können sie nicht damit aufhören, immer neue Herausforderungen anzunehmen. Das liegt daran, dass ihnen ihre Errungenschaften allein nicht reichen.

Das gute Gefühl beim Erreichen eines Ziels stellt sich bei ihnen nur flüchtig ein, weil sie statt des persönlichen Erfolgserlebnisses und der eigenen Zufriedenheit vielmehr das Lob anderer in den Vordergrund stellen. Und diese auf einer fehlerhaften Grundlage basierende Dynamik verselbstständigt sich dann.

Wenn wir fortwährend erfolgreich sind, mögen uns andere und bringen unserer Leistung Wertschätzung entgegen, was unser Bedürfnis nach Anerkennung befriedigt. Indem wir alles kontrollieren und sicherstellen, dass es vernünftig erledigt wird, scheinen wir aufgrund unserer Errungenschaften als »gut genug« wahrgenommen zu werden und verinnerlichen, dass wir dieses Gefühl durch *Übererfüllung* erreichen können.

Sich als nicht gut genug empfinden

Eine meiner Patientinnen, die wir hier mal Lucy nennen, hat in ihrer Firma eine Führungsposition inne. Sie ist die jüngste Person, die je einen Posten auf dieser Ebene bekleidet hat, und wird deshalb von anderen als Vorbild gesehen. Innerlich quälen sie jedoch Sorgen und Selbstzweifel, aufgrund derer sie oft stundenlang damit beschäftigt ist, Meetings vorzubereiten und dafür alles zu organisieren. Nach außen hin wirkt sie ruhig, gut strukturiert und selbstbewusst. Wie viel zusätzliche Anstrengung sie hinter den Kulissen aufbringt, ahnt aber niemand.

Tief im Inneren ist Lucy davon überzeugt, dass sie nichts Besonderes ist. Sie glaubt, nicht so gut zu sein wie ihre Kollegen, und verbringt viel Zeit damit, Ratgeber für Führungskräfte zu lesen. Wegen des Gefühls der Unzulänglichkeit bürdet sie sich mehr Arbeit auf, als sie erledigen kann, um anderen zu zeigen, dass sie fähig ist und ihre Stelle verdient hat. Um sich zu integrieren, nimmt sie auch an allen gesellschaftlichen Ereignissen im beruflichen Umfeld teil, obwohl sie dafür eigentlich gar keine Zeit hat. Dabei nehmen die Leute sie als quirlig und gesprächig wahr, bemerken aber nicht, dass ihr die Unterhaltungen mit anderen schwerfallen und sie sich Selbstbewusstsein und Energie mit Alkohol antrinkt, um die Veranstaltung zu überstehen.

Lucy ist ein leistungsstarker Mensch, wird dazu aber von der Überzeugung angetrieben, nicht gut genug zu sein. Dieses Gefühl führt zu Übererfüllung, einer Dynamik, bei der sie sich immer mehr aufbürdet, um anderen ihren Wert zu beweisen. Weil sie dabei ignoriert, was sie wirklich empfindet, trägt sie einen täglichen Kampf mit sich selbst aus.

HFA-Symptom 7: Bedürfnis nach Kontrolle

Es kann überwältigend und ermüdend sein, im Leben alles kontrollieren zu wollen. Personen mit HFA haben große Probleme damit, wenn mal etwas Unvorhergesehenes passiert und die Dinge nicht nach Plan laufen. Solche Menschen haben üblicherweise viel Selbstdisziplin, sind bestens organisiert und strukturiert. Planen zu können und mit System vorzugehen, gibt ihnen Sicherheit.

Der Wunsch nach Kontrolle entspringt einem Mangel an Vertrauen in sich selbst. Möglicherweise kommen sie nur dann zur Ruhe, wenn sie alles um sich herum ständig im Auge behalten. Es fällt ihnen schwer, mal andere ranzulassen, die Sachen vielleicht auf unterschiedliche Weise erledigen würden.

Das Zepter aus der Hand zu geben, ist für sie schwierig, weil sie sich in unsteten Zeiten nach einem Gefühl der Sicherheit sehnen. Daher versuchen manche, die Folgen von Entwicklungen und Ereignissen, die Reaktion anderer oder sogar ihr ganzes Umfeld zu beeinflussen. Je ungewisser eine Situation, desto verbissener ringen sie nach Kontrolle darüber.

Normalerweise geraten Menschen in so eine Dynamik, weil sie schwierige Emotionen zu vermeiden versuchen. Wenn sie einer oder mehreren Herausforderungen ihres Lebens ohnmächtig gegenüberstehen, kann das dazu führen, dass sie sich aus der Anspannung heraus besonders auf die Dinge konzentrieren, die sie *kontrollieren können*. Sie entwickeln bestimmte Verhaltensweisen, um mit der Situation umzugehen.

So schlagen sie sich durchs Leben, wenn sie nicht die nötige Unterstützung bekommen. Ihnen helfen solche Verhaltensweisen dabei, mit schwierigen Gefühlen umzugehen, und bieten ihnen eine gewisse Erleichterung, die sich aber nur vorübergehend einstellt. Früher oder später kehren diese Emotionen nämlich zurück, und es entsteht das Bedürfnis, wieder von vorn anzufangen. Es ist nicht einfach, so einen Kreislauf zu durchbrechen, kann mit ein bisschen Hilfestellung aber gelingen.

Sich als nicht gut genug empfinden

Stell dir vor, du sitzt im Führerstand und steuerst einen Zug. Obwohl andere dazu in der Lage wären, ihn ebenfalls zu lenken, willst die ganze Zeit du die Verantwortung dafür tragen. Du lehnst es ab, abgelöst zu werden oder dir bei gewissen Aufgaben helfen zu lassen. Stattdessen machst du immer weiter, obwohl du langsam müde wirst und tatsächlich ein bisschen Hilfe gut gebrauchen könntest.

Denn den Platz hinter dem Steuer zu räumen, würde ja auch bedeuten, die Kontrolle über die Situation und das Ziel der Reise abzugeben. Was, wenn einer der anderen zu schnell fährt und der Zug deshalb entgleist? Oder wenn jemand beschließt, auf ein anderes Gleis zu wechseln und ein neues Ziel anzusteuern, ohne dich darüber zu informieren? Die Vorstellung macht dir Angst. Statt denen um dich herum zu vertrauen, fährst du also einsam und erschöpft weiter, bis der Zug es nicht länger macht. Es erscheint dir sicherer, so die Kontrolle zu behalten.

Das waren sie also, die sieben HFA-Symptome. Kommen dir einige davon bekannt vor? Konntest du durch die genannten Beispiele eigene Verhaltensweisen identifizieren? Vielleicht bist du sogar mit jedem einzelnen davon vertraut, schließlich stehen die sieben miteinander im Zusammenhang – sie haben alle damit zu tun, dass wir uns nach einer Sicherheit sehnen, die wir in unserer Jugend so vielleicht nicht empfunden haben. Das ist zwar gelegentlich normal, sollte aber nicht zum Dauerzustand werden, dann führt es nämlich zu Entkräftung und Erschöpfung.

Die zwei Seiten von HFA-Verhalten

Jetzt denkst du vielleicht: *Das klingt ja alles ganz vernünftig, aber wie soll ich das bei mir selbst umsetzen?* Okay, dann gehen wir mal in die Tiefe. Im Wesentlichen haben Menschen mit HFA zwei Seiten: die »erlernte Seite«, die sie nach außen hin zeigen, und die »Schattenseite«, die sie vor der Welt verbergen. Mit der erlernten Seite (also der hochfunktionalen) bekommen sie die nötige Anerkennung, um sich sicher zu fühlen und ihrer Meinung nach alles unter Kontrolle zu haben, aber auf der »Schattenseite« leben Ängste, Sorgen und Beklemmung. Ich sehe das so: Unsere Schattenseite begleitet uns immer, ist aber nur deutlich zu erkennen, wenn die Sonne scheint. Die Tabelle auf der nächsten Seite zeigt uns einige Möglichkeiten, wie sich die beiden Seiten zeigen können.

Als ich damit begonnen habe, mich intensiv mit HFA auseinanderzusetzen, wusste ich bloß eines ganz genau: dass ich mich meiner Schattenseite nicht stellen wollte. Deren große Last war mir so peinlich, dass ich der Welt nur zu zeigen bereit war, was sie meiner Meinung nach an mir achten, schätzen und lieben würde. Natürlich machen wir das alle in gewissem Maße, manchmal nimmt aber der Druck immer mehr zu, perfekt zu erscheinen, Fehler oder Kritik zu vermeiden und andere nicht zu enttäuschen. Dann wird er uns in die Knie zwingen, weil es einfach nicht möglich ist, unser wahres Ich für immer wegzusperren.

Erlernte Seite (Was wir zeigen)	**Schattenseite (Was wir verstecken)**
Gut strukturiert	Übermäßiges Grübeln
Gesellig	Perfektionismus
Arbeitet hart	Ist oft erschöpft
Hält alle Deadlines ein	Befürchtet Scheitern
Erfolgsmensch	Hat Angst, andere zu enttäuschen
Zeigt Initiative	Aufschieberei
Wirkt ruhig	Schlafstörungen
Übererfüller	Unzulänglich
Erfolgreich	Ängstlich
Scheint alles im Griff zu haben	Hat Probleme, Grenzen zu setzen/Nein zu sagen
Hilfsbereit	Ausgelaugt
Einfühlsam	Überverantwortlich
Problemlöser	Einsam

Die erlernte Seite und die Schattenseite

Auf Dauer die eigenen Bedürfnisse und Einschränkungen zu ignorieren, kann nur zu Erschöpfung und Beklemmung führen, zu dem ständigen Gefühl, dass irgendetwas nicht stimmt. Ursprünglich positive Verhaltensweisen – wie das Übernehmen von Verantwortung, ein Erfolgsmensch oder immer der ruhende Pol der Gruppe zu sein – fordern irgendwann ihren Tribut. Es gibt aber eine bessere Lebensweise – eine, bei der wir mit beiden Beinen fest im Leben verankert sind und ohne den Antriebsmotor Angst einfach nur »sein« dürfen.

In diesem Abschnitt untersuchen wir sieben der häufigsten mit HFA in Verbindung stehenden zweiseitigen Verhaltensweisen, schauen uns an, wie sich ihre Symptome zeigen und wie wir sie erkennen können, wenn sie auftreten. Ich stelle meine Analyse der HFA-Verhaltensweisen vor und erkläre, wie sie sich auf uns auswirken. Sehen wir uns das Ganze mal am Beispiel einer Patientin von mir an, die ich hier Sara nenne.

FALLSTUDIE

Sara hatte eine führende Stellung in einer Anwaltskanzlei und erbrachte dort gute Leistungen. In den Gesprächen mit mir berichtete sie jedoch über extreme Ängste, die ihre Lebensqualität beeinträchtigten. Sie erging sich in ständigen Grübeleien, die zu Selbstzweifeln führten, und war oft erschöpft, weil sie immer mehr als 100 Prozent geben wollte.

Bei der Arbeit präsentierte sich Sara als treibende Kraft und übernahm oft die Leitung von Projekten. Hinter der Fassade hatte sie aber Schwierigkeiten damit, neben der Arbeit auch ihrem Privatleben den nötigen Raum zu geben. Zu Hause holte sie nach, was bei der Arbeit liegen geblieben war, und hatte keine Zeit für Sachen, die sie eigentlich gern gemacht hätte. Wenn sie mal ihren Jahresurlaub in Anspruch nahm, dann nur, weil sie bereits schon lange vorher eine Reise gebucht hatte.

Nach außen hin erschien Sara erfolgreich und erfüllt, dabei wirkten sich ihre Ängste sowohl auf ihr Berufs- als auch auf ihr Privatleben aus. Sie kämpfte mit Schuldgefühlen, hatte Probleme in ihren Beziehungen zu Männern und damit, Grenzen zu setzen. Außerdem war sie ständig erschöpft, weil ihr Kopf dauernd irgendwelche Szenarios durchspielte, die mit der Arbeit zu tun hatten.

Lies unten die Beschreibungen verschiedener Arten von zweiseitigen Verhaltensweisen und stell dir am Ende jedes Abschnitts die »Fragen zur Selbsterkundung«. Nimm dir dafür einen Moment Zeit und frage dich, ob du dich und deine Verhaltensweisen wiedererkennst. Durch eine ehrliche Auseinandersetzung mit dir selbst kommst du vielleicht zu überraschenden Erkenntnissen.

HFA-Verhaltenstyp 1

Überverantwortlichkeit vs. Alles im Griff haben

Wenn jemand Verantwortung für sich selbst, sein Leben und andere Menschen übernimmt (oder für einen Etat, eine Reihe von Abläufen oder ein Team), dann erweckt das nach außen den Anschein, als hätte er die Dinge unter Kontrolle. Er wirkt ruhig, kümmert sich um mehrere Dinge gleichzeitig und hat anscheinend alles im Griff. Sich verantwortlich zu zeigen, wird auch als Zeichen von Einfühlungsvermögen gesehen, als Beweis dafür, dass jemandem gewisse Menschen, Situationen oder Dinge wichtig sind.

Für uns Personen mit HFA besteht aber schnell die Gefahr, dass wir dabei zu weit gehen und uns die Aufgaben oder Fehler anderer aufbürden oder uns sogar deren Emotionen zu eigen machen. Unsere eigenen Bedürfnisse nach denen anderer auszurichten, hat vielleicht in der Vergangenheit zu einem Gefühl von Sicherheit geführt – deshalb haben wir damit weitergemacht und merken es nicht einmal mehr. Verhalten wir uns ständig so, dann finden wir es ab einem bestimmten Punkt aber möglicherweise schwierig, zwischen unseren eigenen Gefühlen und denen der Menschen um uns herum zu unterscheiden, und das kann zu emotionaler Erschöpfung und zu einer verzerrten Selbstwahrnehmung führen. So zeigt sich *Überverantwortlichkeit*.

Wenn wir uns überverantwortlich benehmen, führt jedes auftretende Problem zu Schuldgefühlen, obwohl wir auf das Geschehene vielleicht gar keinen Einfluss hatten. Und es mag äußerst befriedigend sein, uns um alles zu kümmern und wieder hinzubiegen, was schiefläuft. Wenn wir uns zu viel aufbürden, kann das aber Erschöpfung, Stress und Burn-out nach sich ziehen. Wer sich überverantwortlich benimmt, fühlt sich vielleicht überlastet und kann nur schwer abschalten.

FALLSTUDIE

Sara klagte darüber, wie viel Arbeit sie hatte. Bei genauerer Betrachtung stellten wir allerdings fest, dass ein beachtlicher Anteil davon Sachen waren, die sie für andere übernommen hatte. Wenn jemand sie um einen Gefallen bat, konnte sie nur schwer Nein sagen, weil sie mit dem Setzen von Grenzen Probleme hatte. Deshalb waren ihr Schreibtisch und ihr Terminkalender oft voll mit den Aufgaben Fremder.

In einem Fall war ein Kollege von ihr krank, und ihre Vorgesetzte machte sich Sorgen darüber, wie all die anfallende Arbeit erledigt werden sollte. Sara erklärte sich dazu bereit, die zusätzlichen Aufgaben komplett allein zu übernehmen. Dadurch erledigte sie im Prinzip zwei Jobs und war immer fix und fertig. Als wir darüber sprachen, gab sie zu, dass sie aus Mitleid für ihre Vorgesetzte so entschieden hatte und diese gern etwas entlasten wollte. Das ging aber auf Kosten ihres eigenen Wohlbefindens.

Analyse

Anderen die Verantwortung abzunehmen, ist oft ein Zeichen dafür, dass wir Konflikte meiden wollen. Um des Friedens willen schultern wir lieber mehr als nur das, was eigentlich in unseren Aufgabenbereich fällt. Auf keinen Fall wollen wir ein schwieriges Gespräch oder einen Streit riskieren, der zu Ärger und Ablehnung führen könnte. Das hat oft mit unserem Umfeld in der Kindheit zu tun und wirkt sich noch im Erwachsenenalter darauf aus, wie wir in der Liebe, am Arbeitsplatz oder im Freundeskreis unsere Beziehungen zu anderen gestalten.

Verhaltensmuster

Überverantwortlichkeit ist eine Eigenschaft, die man nur schwer ablegen kann. Sie wird nämlich von außen durch diejenigen gefördert, die davon profitieren, und von innen durch dein Bedürfnis, dich kompetent zu fühlen und Konflikte zu meiden. Je mehr Verantwortung du übernimmst, desto ermüdender wird es jedoch, immer alle Bälle gleichzeitig zu jonglieren. Und wenn nur einer davon hinunterfällt, bekommst du ein schlechtes Gewissen. Das ist nicht gut für dich und kann auch nicht ewig durchgehalten werden.

Fragen zur Selbsterkundung

- Tendierst du dazu, die Aufgaben anderer zu übernehmen?
- Lässt dich die schlechte Laune eines geliebten Menschen sofort davon ausgehen, dass du irgendetwas falsch gemacht hast?
- Identifizierst du dich mit den Fehlern oder Gefühlen anderer?

HFA-Verhaltenstyp 2

Kontrolle vs. Hochleistung

Wie bereits erwähnt, sind Personen mit HFA oft Erfolgsmenschen. Viele von ihnen haben durch hochkarätige Jobs viel Einfluss oder tragen innerhalb ihrer Firma große Verantwortung. Sie sind üblicherweise bei Kollegen, Vorgesetzten und Angestellten angesehen, weil sie ihre Arbeit fantastisch erledigen und immer alles meistern. Innerlich ringen sie jedoch darum, einen, mehrere oder alle Aspekte ihres Lebens zu kontrollieren.

Die Kontrolle über sein Leben zu haben, ist grundsätzlich erst einmal positiv. Für manche Menschen wird der Wunsch nach Kontrolle über einfach alles aber zu einer Besessenheit, die zu Erschöpfung führt. Man sollte sich auch dessen bewusst sein, dass dieser Wunsch nach Kontrolle für jeden anders aussehen kann. Die eine Person mit HFA gerät vielleicht ins Schleudern, wenn die Dinge nicht nach Plan laufen, während eine andere Schwierigkeiten damit hat, ihre wahren Gefühle zu zeigen.

FALLSTUDIE

Sara erklärte mir, dass sie immer erschöpft war, weil sie in Gedanken unaufhörlich unterschiedliche Situationen im Büro mit ihren möglichen Ausgängen durchspielte. Einmal hatte ihre Vorgesetzte sie um ein Treffen gebeten, ohne ihr vorher zu sagen, worum es dabei ging. Sara war augenblicklich nervös geworden und hatte sich ausgemalt, dass man sie entlassen würde.

Sie räumte ein, dass Informationen über das Thema des Gesprächs ihr im Vorfeld zu einem Gefühl von mehr Kontrolle verholfen hätten. Dadurch hätte sie sich auf das Treffen vorbereiten können. Die Ungewissheit hatte hingegen zu Pessimismus und immer größerem Stress geführt, weil sie sich gefragt hatte, ob sie den Anforderungen des Meetings gewachsen sein würde. Sie hatte den Eindruck, die Situation nicht unter Kontrolle zu haben, was durch ihre Sorge über die Meinung anderer nur verstärkt wurde.

Analyse

Der Wunsch nach Kontrolle kann mit der Angst vor Ungewissheit zu tun haben oder entspringt vielleicht der Befürchtung, im Leben nicht die Zügel in der Hand zu halten. Damit gehen manche Menschen um, indem sie das Gefühl der Ohnmacht in einigen Bereichen durch mehr Kontrolle in anderen ausgleichen wollen. Ungewissheit gehört zum Leben mit dazu, ist für manche aber nur schwer zu ertragen und führt zu dem Wunsch, immer das Heft in der Hand zu halten.

Ungewissheit verstärkt auch die Tendenz, sich Sorgen zu machen und zu viel zu grübeln. Deshalb versuchen Menschen mit HFA, sich selbst damit zu beruhigen, dass sie im Leben auf so viele Aspekte Einfluss nehmen, wie es nur geht. So brauchen sie sich weniger Sorgen zu machen. Weil sie angesichts all der unkontrollierbaren Dinge in ihrem Lebensumfeld und auf der Welt vom Gefühl der Ohnmacht überwältigt werden, übernehmen sie stattdessen die Kontrolle über sich selbst und über so viele Dinge, wie es ihnen eben möglich ist.

Verhaltensmuster

Der Wunsch nach Kontrolle kann auch mit einem Mangel an Vertrauen in unsere Mitmenschen zu tun haben. Wenn wir uns aus unserer Sicht nicht darauf verlassen können, dass andere ihre Pflichten angemessen erfüllen, bringen wir uns mit ein und erledigen am Ende alles. Und weil wir es so gut machen, verstärkt das nur noch die Wahrnehmung von uns als »Erfolgsmenschen«. Je mehr wir kontrollieren, desto mehr erreichen wir, und das führt zu einem endlosen und oft kräftezehrenden Kreislauf von mehr Erfolg durch mehr Kontrolle.

Fragen zur Selbsterkundung

- Gibst du immer alles, bei allem, was du tust?
- Vertraust du darauf, dass andere ihre Aufgaben erledigen?
- Hast du das Gefühl, dass es besser läuft, wenn du alles selbst machst?

HFA-Verhaltenstyp 3

Perfektionismus vs. Harte Arbeit

Perfektionisten werden oft als Personen gesehen, denen die Dinge und ihre Mitmenschen wichtig sind, die alles im Griff haben und Verantwortung übernehmen können. Von außen betrachtet erscheinen Perfektionisten gewissenhaft und strukturiert, machen nur selten Fehler und achten auf Details. Man kann darauf vertrauen, dass sie Dinge angemessen erledigen, da sie hart arbeiten und hohe Erwartungen an sich selbst stellen.

Wenn das Streben nach Perfektion in einem gesunden Maße geschieht, kann es äußerst motivierend sein und Menschen zu Höchstleistungen antreiben. Nimmt es jedoch ungesunde Dimensionen an, führt es schnell zu einem ständigen Gefühl von Anspannung. HFA-Perfektionisten hängen die Messlatte für sich selbst und andere unrealistisch hoch, was zu Ängsten, Unzufriedenheit und Verbitterung führt, wenn die Erwartungen nicht erfüllt werden. Sie haben auch die Tendenz, Fehler bei sich selbst zu suchen und bei Mängeln überkritisch zu sein. Möglicherweise haben sie Schwierigkeiten damit, Komplimente anderer zu akzeptieren und sich über Erfolge zu freuen.

FALLSTUDIE

Als Sara mit der Therapie anfing, fragte ich sie, was sie dazu motiviert hatte. »Ich komme mir vor, als wäre ich defekt.«

»Warum haben Sie dieses Gefühl?«, wollte ich wissen.

»Weil ich nicht erfolgreich bin und meine Ziele nicht erreiche«, antwortete sie.

Tatsächlich wurde sie in ihrem Umfeld aber als erfolgreich wahrgenommen und hatte sogar Auszeichnungen für ihre Arbeit bekommen. Als wir ihre Antwort näher analysierten, wurde deutlich, dass sie sehr hohe Maßstäbe anlegte und sich in Gedanken selbst dafür bestrafte, wenn sie ihre Erwartungen nicht erfüllte. Sara fand es schwierig, sich mit Mitgefühl zu begegnen. Daher war es für sie nur natürlich, dass sich in vielen Situationen eine kritische innere Stimme zu Wort meldete und sie dafür schalt, nicht »perfekt« zu sein.

Analyse

Hinter der Fassade einer Person, bei der anscheinend alles wie am Schnürchen läuft, verbirgt sich oft ein Mensch, der es allen recht machen will. Manchmal ist Perfektionismus die Folge, wenn jemand versucht, an ein inneres Ideal von sich selbst heranzukommen. Er kann aber auch durch die Angst vor dem, was andere denken, motiviert sein. Ein anderer möglicher Grund ist eine tief verwurzelte Furcht vor dem Scheitern. Dadurch kann sich eine beinahe obsessive Notwendigkeit entwickeln, jeden Aspekt des Lebens zu kontrollieren. Ständig nach Perfektion zu streben, ist ein weiterer Schutzmechanismus, um Ungewissheit zu vermeiden.

Verhaltensmuster

Die unmögliche Aufgabe, es allen recht zu machen und auch noch ihre eigenen unerreichbar hohen Standards zu erfüllen, führt bei HFA-Perfektionisten zu körperlicher und emotionaler Erschöpfung. Das kann sich negativ auf ihre Beziehungen auswirken und sogar zu einem Burn-out führen. Perfektionisten versuchen entweder, durch Aufschieberei ein mögliches Scheitern zu vermeiden, oder sie legen nur widerwillig eine Pause ein, weil sie allzu sehr auf die fehlerfreie Erledigung ihrer Aufgaben konzentriert sind. Dadurch fühlt es sich ständig an, als müsste immer noch mehr erledigt oder vervollständigt werden. So gerät man in einen endlosen Kreislauf.

Fragen zur Selbsterkundung

- Kannst du schlecht mit Kritik umgehen?
- Fällt es dir schwer, die Arbeit mal ruhen zu lassen?
- Legst du für dich selbst und andere hohe Maßstäbe an?

HFA-Verhaltenstyp 4

Grübelei vs. Ungerührtheit

Ein gewisses Maß an Sorgen, Zweifeln und Angespanntheit ist normal und gehört zum Leben mit dazu. Es ist verständlich, wenn sich jemand Gedanken über eine unbezahlte Rechnung, ein anstehendes Bewerbungsgespräch oder die erste Begegnung mit jemandem macht, den er nicht kennt. Tatsächlich zeigen solche Sorgen doch, dass wir Menschen sind und keine seelenlosen Roboter. Personen mit HFA wirken nach außen hin selbstbewusst und nicht besonders gestresst. Wenn wir in geringem Maße Besorgnis zeigen, wird das einfach nur als um die Sache bemüht, einfühlsam und gewissenhaft wahrgenommen – weil wir dabei ruhig, geradezu ungerührt, wirken.

Während es auch nach außen so aussehen mag, machen wir innerlich gern aus jeder Mücke einen Elefanten. Jede einzelne Unterhaltung, Entscheidung und Handlung wird von ständiger Grübelei im Hintergrund begleitet. Diese endlosen Sorgen führen zu Stress, Panik und Beklemmung, was aber niemand mitbekommt, weil wir äußerlich so gefasst erscheinen. Dadurch fühlen wir uns isoliert und so, als würde unser wahres Selbst nicht akzeptiert. Wir schämen uns und empfinden das Bedürfnis, uns zu verstecken.

FALLSTUDIE

Während einer unserer Sitzungen sagte Sara: »Während ich selbst das Gefühl habe, dass mein Gehirn immer auf Hochtouren läuft, kriegen andere das überhaupt nicht mit.« Sie wollte die Dinge, die ihr im Kopf herumgingen, auch gar nicht mit anderen teilen. Die waren ihr peinlich und führten zu der Überzeugung, dass mit ihr etwas nicht stimmte. Als ich in Bezug darauf nachhakte, erklärte sie: »Ich bin total langweilig. Wenn andere meine Gedanken kennen würden, würde ihnen klar werden, dass man mit mir keinen Spaß haben kann, und es würde mich niemand mehr mögen.«

Dieser unterschwellige Glaube war ihr ständiger Begleiter und führte dazu, dass ihrer Einschätzung von Situationen die Angst vor Zurückweisung zugrunde lag. Einmal war sie zum Beispiel auf einen Kaffee mit einer Freundin verabredet, die spät dran war. Statt einfach gelassen zu warten, befürchtete Sara, von ihr versetzt zu werden und in den Augen der anderen Cafégäste als seltsam dazustehen, weil sie allein gekommen war.

Analyse

Übermäßige Sorge wird durch das Gefühl charakterisiert, dass man etwas, jemanden oder eine Situation weitaus negativer einschätzt, als sie wirklich sind. Die Wurzel dieser Sorgen ist Angst, und unser Verstand stellt uns ständig »Was, wenn?«-Fragen: »Was, wenn ich scheitere? Was, wenn das hier nicht klappt? Wenn das falsch ist? Wenn es ihnen nicht gefällt? Was, wenn sie auf mich wütend werden?« Und weil das Gehirn Ungewissheit als Gefahr interpretiert, hegt es wegen eines Tippfehlers in einer Mail schnell die Befürchtung, dass man gefeuert werden wird.

Verhaltensmuster

Mit jeder »Was, wenn?«-Frage stürzt sich das Gehirn auf eine Vielzahl von Möglichkeiten und Szenarios, und bevor du dich versiehst, haben deine Ängste das Steuer an sich gerissen. Das kann ermüdend sein, vor allem wenn es immer schwieriger wird, solche Gedanken unter Kontrolle zu bekommen. Schlimmer noch: Wir verfallen so reflexhaft in dieses Verhalten, dass es irgendwann zu einem automatischen Prozess wird. Wenn es sich erst einmal zum Standard entwickelt hat, wird es immer nur noch mehr verstärkt.

Fragen zur Selbsterkundung

- Hast du die Tendenz, über Situationen zu lange nachzugrübeln?
- Stellst du dir »Was, wenn?«-Fragen, die dir zu viel werden?
- Sehen dich andere als die Person, die immer ruhig bleibt?

HFA-Verhaltenstyp 5

Angst vs. Erfolg

Viele von uns haben Angst vor dem Scheitern, zumindest in manchen Situationen. In gesundem Maße kann diese Angst uns dazu antreiben, sich mehr anzustrengen und härter zu arbeiten, wodurch wir mehr erreichen und erfolgreich werden. Deshalb sind Menschen mit HFA oft Leistungsträger, werden als erfolgreich wahrgenommen und von allen respektiert. In ungesundem Maße hält uns Furcht vor dem Scheitern allerdings davon ab, Dinge zu tun, die uns weiterbringen würden. Weil wir solche Angst davor haben, etwas zu probieren und nicht hinzubekommen, versuchen wir es gar nicht erst. So verhindern wir möglichen Schmerz, Verlegenheit oder Enttäuschung.

Wir halten uns damit aber auch davon ab, auf unsere Träume hinzuarbeiten, und schöpfen unser Potential nicht voll aus.

FALLSTUDIE

Sara erzählte mir, dass sie in Gedanken über alles Buch führte, was sie als Versagen ihrerseits wahrnahm – über Ereignisse, die sie sich nicht vergeben konnte. Dazu gehörten zu Beginn der Therapie sogar Dinge, die einfach nur nicht geklappt hatten. So berichtete sie zum Beispiel von einem Date, dass ihrer Meinung nach eigentlich gut gelaufen war, nach dem sie allerdings ein paar Tage später geghostet wurde.

»Ich bin die ganze Sache im Kopf tausendmal durchgegangen und habe mich gefragt, was ich nur falsch gemacht habe«, sagte Sara. Sie überlegte, was sie anders hätte tun können, um das von ihr selbst wahrgenommene Scheitern zu vermeiden, war aufgewühlt und auf sich selbst wütend.

Analyse

Angst vor dem Scheitern kann man aus vielen Gründen entwickeln, vom Aufwachsen mit einem ständig kritisierenden Elternteil oder in einer zerrütteten Familie bis hin zu Mobbing oder einem traumatischen Ereignis. Wenn du je einen Fehler gemacht hast und deswegen aufgewühlt warst oder dich erniedrigt gefühlt hast, dann haben dich diese Gefühle vielleicht noch lange nach dem Vorfall begleitet. Du solltest dir aber unbedingt klarmachen, dass diese Emotionen weniger mit dem Fehler an sich zu tun haben und mehr damit, wie du ihn *wahrnimmst* und was er für dich bedeutet. Deshalb empfindet man sich oft bereits als Versager, bevor man tatsächlich scheitert.

Verhaltensmuster

Wenn wir etwas falsch machen, wird diese Erfahrung von einer Vielzahl an Gefühlen begleitet, und keines davon ist angenehm. Dazu gehören Verlegenheit, Anspannung, Wut, Traurigkeit und Scham. Oft tun wir, was wir können, um so etwas nicht fühlen zu müssen. Wir jagen unablässig dem Erfolg hinterher, bis wir völlig erschöpft sind, oder wir entscheiden uns im Gegenteil vielmehr dafür, uns um Erfolg gar nicht erst zu bemühen. Im ersten Fall führt das Erreichen von Erfolg dazu, dass wir nur noch größere Furcht vor dem Scheitern haben. Im zweiten entwickeln wir womöglich noch mehr Angst davor, es auch nur zu versuchen.

Fragen zur Selbsterkundung

- Beunruhigt dich der Gedanke, dass du scheitern könntest?
- Machst du dir Sorgen darüber, was andere über dich denken?
- Fällt es dir schwer, auf Erreichtes stolz zu sein?

HFA-Verhaltenstyp 6

Enttäuschung vs. Gesunde Grenzen

Es ist lobenswert, sich um das Wohl anderer zu sorgen und auf die Bitte um Unterstützung einzugehen, vor allem bei geliebten Menschen. Es lässt uns besonders fürsorglich aussehen, dass wir andere nicht enttäuschen wollen, deshalb immer Ja sagen und uns selbst dann reinhängen, wenn etwas mit viel Arbeit verbunden ist. Wie wir weiter oben bereits gelernt haben, ist uns Menschen mit HFA die Anerkennung von außen besonders wichtig. Sie gehört zu den Dingen, die uns dabei helfen, uns gut genug zu fühlen. Aber wir sollten uns in Erinnerung rufen, dass diese Art von Wohlbefinden von außen genährt wird und wir danach manchmal auf Kosten dessen streben, was wir wirklich wollen.

Andere nicht enttäuschen zu wollen, kann zu einem klassischen »Jasager-Verhalten« führen – dazu, dass wir nicht ablehnen und keine gesunden Grenzen setzen können. Dadurch besteht wiederum die Gefahr, an Überarbeitung und Stress zu leiden und mit einem Burn-out zu enden. Wir stellen die Bedürfnisse anderer über unsere eigenen, wodurch nicht nur ständig unsere persönlichen Grenzen aufgeweicht werden, sondern womöglich auch Groll und Missgunst entstehen.

FALLSTUDIE

Sara hatte für sich keine klaren Grenzen gesetzt, was zu viel Beklommenheit bei ihr führte. In der Zeit, in der sie bei mir in Therapie war, wohnte sie mit ihrer Schwester zusammen, die oft in ihr Zimmer kam und mit ihr quatschen wollte. Manchmal hatte Sara aber eigentlich Sachen für die Arbeit zu erledigen. Als ich mich danach erkundigte, warum sie das ihrer Schwester nicht einfach sagte, hieß es: »Ich will doch für sie da sein und sie nicht enttäuschen.«

Infolgedessen übernahm sich Sara oft und musste dann bis spät in die Nacht wach bleiben, um die Arbeit fertigzumachen. Sie bürdete sich die Verantwortung für die Gefühle ihrer Schwester auf, wollte sie zufriedenstellen und erlaubte ihr deshalb, persönlich Grenzen aufzuweichen. Als wir dieses Thema zusammen ausloteten, wurde Sara klar, dass sie sich von vielen Menschen so behandeln ließ und aus Angst davor, andere zu enttäuschen, immer als »zur Verfügung stehend« wahrgenommen werden wollte.

Analyse

Enttäuschung ist ein komplexes Gefühl, das nicht so einfach zu verarbeiten ist. Es umfasst eine Reihe von unangenehmen Empfindungen, wie Verlust, Trauer, Scham, Verlegenheit, Wut, Frustration und Angst. Wenn wir uns Sorgen darüber machen, dass wir andere enttäuschen könnten, dann geht es uns eigentlich darum, dass Menschen uns vielleicht nicht akzeptieren und unser wahres Ich ablehnen.

Deshalb bemühen wir uns ständig darum, ihnen zu gefallen, und haben Schwierigkeiten mit dem Wort »nein«, was unsere persönlichen Grenzen schwächen kann. Diese Grenzen definieren aber, wer wir sind oder wer wir nicht sind, sie entscheiden, wen oder was wir in unser Leben lassen und wen oder was wir lieber auf Distanz halten. Nur deshalb andere unsere Grenzen ignorieren zu lassen, weil wir sie nicht enttäuschen wollen, stellt ein Verleugnen unseres wahren Selbst dar. (Über Grenzen reden wir in Schritt 4 noch ausführlicher.)

Verhaltensmuster

Wenn wir uns unser Verhalten durch die Furcht davor diktieren lassen, dass wir andere womöglich enttäuschen, dann könnten wir auch genauso gut mit dem Kopf gegen die Wand rennen. Wir können nämlich nicht kontrollieren, was unsere Mitmenschen über uns denken. Und Enttäuschung ist nun einmal etwas sehr Persönliches.

Es gibt viele Gründe dafür, dass jemand in gewissen Situationen auf eine bestimmte Art und Weise reagiert. Was dir wie eine große Sache vorkommt, wird von anderen vielleicht gar nicht so gesehen, wodurch es für dich nur noch schwieriger zu verarbeiten ist. Am Ende sind wir in einem sinnlosen Streben danach gefangen, unseren Mitmenschen zu gefallen, obwohl wir nicht kontrollieren können, wie andere reagieren und wie die Sache ausgeht.

Fragen zur Selbsterkundung

- Hast du Angst davor, deine Mitmenschen zu verärgern?
- Fällt es dir schwer, Nein zu sagen?
- Willst du andere nur ungern enttäuschen?

HFA-Verhaltenstyp 7

Übererfüllung vs. Alles haben

Wenn wir uns ständig bis zum Erreichen unserer Ziele antreiben, sehen andere in uns möglicherweise ein Vorbild oder jemanden, der »alles hat«. Und es stimmt schon: Für unsere Ziele hart zu arbeiten, ist ein wundervoller und erfüllender Teil der Reise unseres Lebens und bietet oft Gelegenheit zu lernen. Die Frage ist aber, ob es sich bei den gewählten Zielen um etwas handelt, was wir uns aus tiefster Seele wünschen, oder ob wir dadurch nur nach Lob und Anerkennung von außen streben, um uns als gut genug zu erweisen.

Bei HFA wird kein erreichtes Ziel je ausreichen, weil wir den von außen statt von innen kommenden positiven Gefühlen hinterherjagen. Sie entstammen der Anerkennung durch andere und nicht dem Stolz nach dem Erreichen eines lange angepeilten Ziels. Manche Menschen bürden sich deshalb mehr und mehr auf, bis sie vor dem Burn-out stehen. Das ist auf lange Sicht einfach nicht tragbar.

FALLSTUDIE

Bei der Arbeit wurden Saras Leistungen gewürdigt. Sie war schon einmal Angestellte des Jahres gewesen und hatte weitere Auszeichnungen bekommen. Trotzdem strebte sie unablässig danach, bei ihrer Tätigkeit »besser« zu werden. Sie wollte als Person gesehen werden, die jede Herausforderung meisterte, wie viele Überstunden dafür auch erforderlich sein mochten.

Im Büro wurden ihr dadurch Lob und Anerkennung zuteil, ihr Privatleben litt allerdings darunter. Sie arbeitete so hart, dass sie keine Zeit für sich selbst oder für Beziehungen zu anderen hatte, nicht für Freunde und Familie oder für einen Partner. Obwohl der Stress überwältigend war, nahm sie immer noch zusätzliche Aufgaben an.

Analyse

Es ist gar kein Problem, sich ordentlich reinzuhängen, um seine Träume zu realisieren. Die Arbeit sollte allerdings nicht dein ganzes Leben dominieren, sodass kein Platz mehr für etwas anderes ist. Wenn dir nicht einmal Zeit zum Nachdenken darüber bleibt, ob alles noch deinen Vorstellungen entspricht, dann stehst du vor einem Problem. In dem Fall erinnert die Situation an eine Schlange, die den eigenen Schwanz zu erwischen versucht. Du bist in einem Kreislauf gefangen, indem die ständige Jagd nach Leistungen und Anerkennung dich langfristig nicht weiterbringt. Sara war ständig damit beschäftigt, anderen zu beweisen, dass sie gut genug war. Darüber vergaß sie, sich Zeit für sich selbst zu nehmen, und manövrierte sich ins Burn-out.

Verhaltensmuster

Die Jagd nach Anerkennung kann man beinahe mit der Sucht nach Drogen vergleichen. Der Rausch durch sie ist angenehm, aber schnell vorbei, und führt dazu, dass man mehr und mehr konsumieren muss, um sich wieder gut zu fühlen. Sara hörte gern die Bestätigung, dass sie gut genug sei, weil es ihr Bedürfnis nach Anerkennung durch andere stillte. Deshalb trieb sie sich selbst dazu an, immer härter zu arbeiten und die Beste zu werden, obwohl das auf Kosten ihres Privatlebens und ihrer geistigen Gesundheit ging.

Fragen zur Selbsterkundung

- Zwingst du dich trotz leerem Akku dazu, immer noch ein bisschen mehr zu tun?
- Übernimmst du Aufgaben, auf die du in Wirklichkeit keine Lust hast?
- Fühlst du dich manchmal erschöpft und ausgebrannt?

Bestandsaufnahme

Nimm dir einen Moment Zeit zum Nachdenken. Kommen dir einige dieser zweiseitigen Verhaltensweisen bekannt vor? Kannst du Dynamiken erkennen, die dir vorher vielleicht nie aufgefallen sind? Ich erinnere mich noch gut daran, wie ich zum ersten Mal meine eigenen Verhaltensmuster identifiziert habe. Das war für mich ein echtes Schlüsselerlebnis. Es hat in dem Augenblick den Umgang mit meinen Gefühlen zwar nicht vereinfacht und mir auch keine Entschuldigung für mein Verhalten geboten, aber ich habe endlich Antworten bekommen. So konnte ich damit aufhören, mir ständig selbst Vorwürfe zu machen und mich zu fragen, was mit mir eigentlich nicht stimmt. Es war der Beginn von Veränderungen in meinem Leben.

ZUSAMMENFASSUNG SCHRITT 1

Fassen wir noch einmal zusammen, worum es in Schritt 1 ging. Wir haben uns genauer damit beschäftigt, was HFA eigentlich ist, welche Ursachen es dafür gibt und wie sie sich bei verschiedenen Menschen auf unterschiedliche Art und Weise zeigen kann. Dann haben wir uns die sieben psychologischen Hauptsymptome von HFA angesehen und den Aspekt der zweiseitigen Verhaltensweisen beleuchtet. Schritt 1 ist dazu gedacht, dir die unterschiedlichen Ausprägungen von HFA vor Augen zu führen und dich für die Frage zu öffnen, ob du dich darin wiedererkennst. Behalte immer im Hinterkopf, dass es ganz normal ist, die beschriebenen Gefühle manchmal zu empfinden. Problematisch wird es dann, wenn sie das Kommando übernehmen und deine Lebensqualität beeinflussen.

Zu erkennen, dass du unter HFA leidest, ist erst der Anfang. Als Nächstes musst du den äußeren, der Welt präsentierten Teil von dir mit der wunderbaren Version deines wahren Selbst zusammenführen, die in deinem Inneren darauf wartet, entdeckt zu werden. Dadurch wirst du zu einem besseren Verständnis davon gelangen, wer du bist, und die Antworten finden, die du brauchst. Ja, das erfordert einiges an Arbeit. Wenn du bis hierher gelesen hast, bist du allerdings auf bestem Wege. Toll, dass du am Ball bleibst, gut gemacht! Dann geht es jetzt mit Schritt 2 weiter.

SCHRITT 2

Analysiere Verhaltensmuster, entdecke deine Überzeugungen und stelle dich deinem Schatten

Inzwischen weißt du schon so einiges über HFA und die damit einhergehenden Symptome und Verhaltensmuster, wodurch du darüber nachdenken konntest, wie sie sich in deinem Leben zeigen. Jetzt ist es an der Zeit, noch mehr in die Tiefe zu gehen. In diesem Schritt wirst du das Unterbewusstsein erkunden, um mehr Wissen über für dich typische Dynamiken zu gewinnen, also darüber, *warum* du auf eine bestimmte Art und Weise lebst. Du wirst dir auch anschauen, wie Erfahrungen aus der Vergangenheit deinen Gefühlszustand in der Gegenwart beeinflussen können und weshalb du vielleicht den Eindruck hast, dass du nicht gut genug bist.

Wie ein Archäologe wirst du dich durch unterschiedliche Schichten deiner persönlichen Geschichte hindurcharbeiten, um den Ursprung deiner HFA zu finden. Das wird dir die Einsichten ermöglichen, die du für den Weg in die Zukunft brauchst.

Zurückblicken, um nach vorn schauen zu können

In diesem Buch geht es darum, uns von alten Perspektiven und üblichen Denkmustern zu befreien und sie durch alternative Einstellungen und Erkenntnisse zu ersetzen, um das Leben mit einer frischen Perspektive anzugehen. Bei der Suche nach Ursachen für HFA in unserer Vergangenheit werden wir Aspekte unserer Persönlichkeit neu entdecken, die unserer bewussten Wahrnehmung entgangen sind – weil wir sie ignoriert haben oder wirklich nichts von ihrer Existenz wussten. Das ist ein bisschen so, als wären wir ein Puzzle, von dem wir aber nur die Teile haben und nicht die Schachtel mit dem Foto. Erst durch mehr Verständnis über uns selbst können wir das Gesamtbild erkennen.

Bis jetzt haben wir uns vielleicht als unvollständig empfunden, uns gefühlt, als würde uns etwas fehlen. Dieses Gefühl könnte uns zu einer intensiven und rastlosen Suche nach etwas getrieben haben, um die Lücke zu füllen, selbst wenn es bedeutete, uns selbst dabei zu verlieren. Wir sind der vorübergehenden Befriedigung des Gefühls, »genug« zu sein, nachgejagt, indem wir das getan haben, von dem wir denken, dass andere es von uns erwarten. Die Sorge über die Ansichten anderer und Probleme mit dem Neinsagen hindern uns daran, mehr Raum einzunehmen und dem Pfad zu folgen, den wir uns, unabhängig von der Meinung unserer Mitmenschen, für uns selbst wünschen.

Wir sind immer schwer beschäftigt, um nie mit unseren Gedanken allein sein zu müssen, und lenken uns mit Drogen, Sex, Alkohol, Überstunden oder einfach unserem Handy ab. Weil wir uns ungern mit unseren Gedanken auseinandersetzen, nutzen wir die Welt um uns herum, um auf Distanz zu uns selbst zu gehen. Damit ignorieren wir die Teile von uns, die wir nicht akzeptieren, weil wir keine andere Möglichkeit für den Umgang damit kennen oder uns unserer Probleme damit noch gar nicht bewusst sind.

Manche von uns versuchen, ihre Gefühle durch emotionales Essen zu regulieren, oder erhalten vielleicht eine Beziehung aufrecht, um sich bloß nicht allein zu fühlen. Wir verbringen zum Beispiel unsere Freizeit weiter mit Menschen, mit denen uns gar keine bedeutsame Freundschaft verbindet, nur um etwas zu tun zu haben. Ob uns das erfüllt oder nicht – es ist besser als nichts. So stellen wir sicher, dass uns nie ein Moment zum Nachdenken über uns selbst bleibt, obwohl wir genau wissen, dass wir in eine Gruppe nicht hineinpassen oder dort nicht wie gewünscht Anschluss finden. Wir behalten diese Lebensweise bei, damit wir keine Zeit haben, Schmerz oder Leere in unserem Inneren, tief in unserem Herzen, zu spüren.

Du kannst nicht vor dir selbst davonlaufen

Das Ganze kannst du dir so vorstellen, als würdest du Schmerztabletten nehmen. Der Wirkstoff betäubt zwar deinen Schmerz, bekämpft damit aber nur die Symptome. Wenn wir die eigentlichen Ursachen des Schmerzes ignorieren und immer öfter zu diesem Mittel greifen, erhöhen wir im Laufe der Zeit unsere Toleranz dafür und brauchen eine höhere Dosis, um den gleichen Effekt zu erzielen. Ähnlich verhält es sich, wenn wir Menschen mit HFA gewisse Dinge nutzen, um uns abzulenken, statt den Blick nach innen zu lenken. Diese Ablenkungen sind wie Schmerzmittel – sie richten nichts gegen die Ursache von HFA aus.

All das kann nicht auf Dauer durchgehalten werden, und deine Gefühle bleiben die gleichen, was auch immer du tust. Wenn du dein Leben auf Leistungen und Anerkennung von außen ausgerichtet hast, gestehst du deinem Innenleben und deinen Gefühlen normalerweise nur eine untergeordnete Rolle zu. Aber dort findet sich doch der Wunsch nach echter Intimität, Nähe und nach Erfüllung durch zwischenmenschliche Beziehungen.

Du empfindest gerade die Bereiche deines Lebens, die dir eigentlich die größte Sicherheit vermitteln sollten, als Bedrohung und projizierst deine innere Angst vorwärtszukommen, auf deine Umgebung.

Aber du kannst nicht ewig vor dir selbst davonlaufen. Wenn du beim Heranwachsen gelernt hast, dass bestimmte Tätigkeiten oder Verhaltensweisen zu Lob geführt haben, dann hast du diese Dinge beibehalten. Durch Lob fühlst du dich gut, du verbindest es damit, gesehen und geschätzt, letztlich also geliebt zu werden.

Als Erwachsene machen wir diese Muster zu einem Teil unseres Lebens, weil wir gelernt haben, dass wir durch Erfolg anderen gefallen und uns ihr Lob sichern. Wir halten uns selbst für gut genug, wenn unsere Mitmenschen mit uns zufrieden sind. Die Kehrseite der Medaille zeigt sich darin, dass wir es als Ablehnung interpretieren und uns als nicht gut genug empfinden, wenn unseretwegen jemand sauer ist.

Als ich klein war, haben meine Eltern für mich Nachhilfestunden außerhalb der Schule bezahlt. Weil sie selbst keine höhere Bildung genossen hatten, haben sie bei mir größten Wert darauf gelegt. Sie wollten für mich das Beste und haben mich dazu angetrieben, in der Schule immer auf Topnoten hinzuarbeiten. Ich wollte es ihnen recht machen, weil sie sich mit schlechten Leistungen von mir nicht zufriedengegeben hätten und nach anderen Möglichkeiten gesucht hätten, mich zu unterstützen.

Dadurch wurde ich zu einer Spitzenschülerin und habe mir auch das Lob der Lehrer gesichert. Nach und nach wurde das für mich charakteristisch, und ich tat alles dafür, auf den Erwartungen meiner Eltern und Lehrer basierend bestmöglich die Regeln zu befolgen. Beim Blick zurück wird für mich jetzt offensichtlich, wie leicht man in so ein Muster verfallen und dann darin gefangen sein kann.

Solche auf früheren Erfahrungen basierende Verhaltensmuster treiben uns an. Ich wurde durch meines jedenfalls immer weiter gepusht und habe nie innegehalten, um mich zu fragen, was eigentlich *ich* wollte. Mir war einfach nicht klar, dass diese Möglichkeit bestand.

Die beiden Seiten zusammenführen

Wenn wir mit so einem Leben Schluss machen wollen, gibt es nur eine Möglichkeit: Wir müssen in die Tiefe gehen und uns dem Schmerz und der Finsternis stellen. Natürlich ist das Furcht einflößend, und wir vermeiden es oft, weil diese Aufgabe noch größer wirkt, als sie in Wirklichkeit ist. Dafür müssen wir uns nämlich von allem lösen, wodurch wir bislang das Gefühl von Kontrolle aufrechterhalten haben. Diese alten Dynamiken aufzugeben, kann sich ein bisschen so anfühlen, als würde dir plötzlich jemand versichern, dass der Himmel nicht blau, sondern grün ist.

Wir sollten auch nicht vergessen, dass wir manchmal in Verhaltensmustern gefangen sind und es gar nicht merken. Uns wird erst klar, dass etwas nicht stimmt, wenn durch irgendeinen Vorfall die alten Regeln nicht länger funktionieren. Dann sind wir dazu gezwungen, uns nach neuen Möglichkeiten umzusehen. Dadurch bietet sich uns die Gelegenheit, nach innen zu schauen und uns um die Ursachen zu kümmern, statt uns nur mit den Symptomen auseinanderzusetzen.

Veränderungen können beängstigend sein, aber nicht so sehr wie das Verharren in einer Situation, mit der du nicht glücklich bist und durch die du in Furcht lebst.

Bei diesem Schritt werde ich dir beim Erkunden der Teile von dir helfen, mit denen du nicht vertraut bist – es geht um die Aspekte deiner Persönlichkeit, die du verleugnest oder aus Angst und Scham verbirgst. Das hast du vermutlich nicht bewusst getan, sondern es gar nicht realisiert. Diese Gefühle zu verbergen, ist zu einer Bewältigungsstrategie geworden, die du inzwischen ganz automatisch anwendest.

Aber es ist an der Zeit, den Vorhang beiseitezuziehen und *all* deine Gefühle und Eigenschaften aufmerksam zu betrachten. Und damit meine ich auch diejenigen, die dir nicht gut gefallen, so wie Gier, Eifersucht und Neid, deine ängstliche oder abhängige Seite oder den Wunsch, andere auszustechen und zu gewinnen. Das ist die »Schattenseite«, die ich in Schritt 1 bereits erwähnt habe. Sie ist ein Teil von dir, bleibt aber verborgen. Man geht leicht dazu über, sich für seine Schattenseite zu schämen, weil sie für Ablehnung sorgen könnte, wenn sie je ans Licht käme.

Vielleicht hast du diese Gefühle in der Vergangenheit versteckt, weil du nicht das nötige Rüstzeug hattest, um angemessen mit ihnen umzugehen. Jetzt kannst du aber lernen, verantwortlich zu handeln und Entscheidungen zu treffen, die ihnen einen Sinn verleihen.

Diese Aspekte deiner Persönlichkeit zu akzeptieren, bedeutet, deine Definition von dir selbst zu erweitern. So wird sie mehr von dem umfassen, was dich wirklich ausmacht, und dir ein vollständigeres Bild von dir selbst zeigen.

Es ist an der Zeit, den Blick auf das zu richten, was in dir schlummert, und für ein authentischeres, vollständigeres Ganzes die »guten« mit den »schlechten« Seiten von dir zusammenzuführen.

Um die beiden Facetten von dir – die erlernte Seite und deine Schattenseite – miteinander zu vereinbaren, musst du dich den Schatten stellen und deine Gefühle zu regulieren lernen. Bei Selbsterforschung, der Reise zu einer besseren Wahrnehmung von dir selbst, gehört dieser Aspekt mit dazu und erfordert einen Blick tief ins Innere, ein Vorstoßen bis zum Kern. Um die beiden Seiten von dir miteinander zu verbinden, musst du dich öffnen und um ein besseres Verständnis deiner inneren Welt bemühen. Dabei findet eine Verschiebung statt: Von-außen-nach-innen wird durch Von-innen-nach-außen ersetzt, sodass du nicht länger von deinen Mitmenschen abhängig bist, um dich gut zu fühlen. Stattdessen fühlst du dich bereits gut genug und baust durch deine innere Welt neue Verbindungen nach außen auf. Die Veränderungen der Perspektive, die das ermöglicht, sind äußerst effektiv.

Der Blick nach innen

Wie kann dieser Wechsel von Von-innen-nach-außen zu Von-außen-nach-innen also vonstattengehen? Machen wir uns bewusst, dass der nach außen getragene Teil von uns durch Überzeugungen und Regeln fürs Leben gesteuert wird, die wir auf der Basis früherer Erfahrungen entwickelt haben. Diese Regeln und Überzeugungen sind zwar entstanden, um uns ein Gefühl der Sicherheit zu vermitteln, aber sie beruhen auf der Angst vor Zurückweisung und halten uns deshalb klein. Wir schränken uns selbst ein, wenn wir versuchen, uns im Leben von unseren verborgenen Überzeugungen leiten zu lassen.

Wenn du dich für nicht gut genug hältst, ist das so, als würdest du eine blau getönte Brille tragen und die Welt nur durch sie betrachten. Dadurch bist du für die Gefühle und Reaktionen deiner Mitmenschen sensibilisiert, willst anderen nicht zur Last fallen und auf keinen Fall Zurückweisung durch sie erfahren. Es fällt dir dann vermutlich auch schwer, in gewissen Situationen Raum einzunehmen.

Stell dir zum Beispiel mal vor, dass du bei einer Freundin zu Hause sitzt und mit ihr einen Tee trinkst. Sie erwähnt, dass sie heute Abend viel zu tun hat. Vielleicht wollte sie damit einfach nur etwas mit dir teilen, du interpretierst es aber als dein Stichwort zum Aufbruch. Warum? Weil du dir Sorgen darüber machst, dass du ihr eine Last sein könntest, hier zu viel Raum einnimmst. Beim Betrachten durch deine blau getönte Brille nimmst du ihre Aussage also als Zurückweisung wahr. Dadurch fantasierst du dir zusammen, dass du jetzt gehen musst, obwohl du dazu gar nicht aufgefordert wurdest. Deine Wahrnehmung beeinflusst dein Verhalten im Leben und wirkt sich auf alle zwischenmenschlichen Kontakte aus. Kannst du jetzt nachvollziehen, warum die uns selbst auferlegten Regeln dazu beitragen, wer wir sind und wie wir mit der äußeren Welt in Kontakt treten?

Ich erinnere mich gut an eine Gelegenheit, bei der ich übervorsichtig war und die Zeit einer anderen Person nicht unnötig in Anspruch nehmen wollte. Bei einer Sportveranstaltung hatte ich eigentlich eine Frage, habe sie aber nicht gestellt, weil ich der Trainerin nicht zur Last fallen wollte. Dabei hatte sie ausdrücklich darum gebeten, dass wir uns bei Unklarheiten zu Wort melden. Trotzdem habe ich mich aufgrund der mir selbst auferlegten Sicht der Dinge geweigert, etwas von ihrer Zeit in Anspruch zu nehmen.

Als ich später mit meiner Therapeutin darüber gesprochen habe, haben wir uns näher mit den Schuldgefühlen beschäftigt, die ich mir durch meine selbst zusammenfantasierte Interpretation der Situation aufgebürdet hatte.

Dass sich andere durch mich gestört fühlen könnten, hatte mich mit panischer Angst erfüllt, wie ich nun realisierte. In meiner durch Scheuklappen eingeschränkten Sicht auf die Welt hatte ich als mögliche Reaktion nur Ablehnung gesehen. Und mit Ablehnung wusste ich nicht umzugehen, weshalb ich alles getan habe, um gar nicht erst in so eine Lage zu kommen. Selbst war ich dabei aber verlorengegangen, hatte mich infrage gestellt und war von Selbstzweifeln zerfressen. Ich war viel zu streng mit mir und habe nicht um Hilfe gebeten, wenn ich welche gebraucht hätte. Das ist ein Beispiel dafür, wie sich meine innere »Nicht gut genug«-Einstellung auf mein Handeln in der Welt da draußen ausgewirkt hat, darauf, wie ich durchs Leben gegangen bin. Ich war mir dessen nicht bewusst, tatsächlich war der hier ausgetragene Kampf aber eine innere Schlacht gegen mich selbst. Auch war mir nicht klar, dass es Möglichkeiten gab, solche Verhaltensweisen zu überwinden.

Eine neue Lebensweise

Wenn wir genug Kraft aufbringen, um nach innen zu schauen, werden wir uns des inneren Kampfes gegen uns selbst bewusst. Am Anfang kann die Beschäftigung mit diesem Thema überwältigend wirken, weil sich alles verändert, was wir über uns selbst zu wissen geglaubt haben. Wir suchen die unterschiedlichen Teile von uns zusammen, um das Gesamtbild zu sehen, und setzen uns damit womöglich einer Achterbahnfahrt der Gefühle aus.

Leider ist es nur möglich, ein wirklich freies Leben zu führen, indem wir uns zu den tief in uns verborgenen Gründen vorarbeiten und uns von den negativen Folgen alter Überzeugungen befreien. Jede Auswirkung hat eine tief verwurzelte Ursache, die wir finden und kritisch betrachten müssen, statt bloß ihre Symptome zu bekämpfen.

Stell dir mal einen Apfelbaum mit welken Blättern vor, der nicht blüht und keine Früchte trägt. Vielleicht gießt du ihn besonders oft, wodurch er vorübergehend wieder an Kraft gewinnt, die Blätter grün werden und sich Knospen zeigen. Wenn du aber nicht nach der *wahren* Ursache dafür suchst, was mit diesem Baum nicht stimmt, ist das lediglich eine kurzfristige Lösung. Du musst unter die Erde schauen und herausfinden, welche Nährstoffe nicht bis zu den Wurzeln vordringen. Wenn du dich nur darauf konzentrierst, dass die Blätter wieder grün werden, kümmerst du dich bloß um die nach außen hin sichtbaren Probleme. Manchmal muss man aber mehr in die Tiefe gehen, um zu sehen, was wirklich los ist.

Das hört sich anstrengend an und ist es bisweilen auch, aber es lohnt sich. Wenn wir diese Aufgabe in Angriff genommen haben, wird sich unsere Intuition plötzlich wieder zu Wort melden, und uns werden unerwartete Antworten und Lösungen einfallen, wenn wir am wenigsten damit rechnen. Dann nutzen wir unsere Vorstellungskraft nicht länger, um unsere Ängste zu nähren, sondern vielmehr dafür, uns ein neues Leben auszumalen.

Wenn wir mit der Arbeit an uns selbst beginnen, fühlen wir uns geerdet und gewinnen an Klarheit. Wir vertrauen auf uns und nutzen den Verstand konstruktiv, um unser Potential voll auszuschöpfen.

Manche Situationen werden immer noch Schuldgefühle oder Scham auslösen. Diese werden aber nicht mehr so überwältigend sein. Unsere Vorstellungskraft für uns zu nutzen, können wir lernen. Wir können besser darin werden, unsere Gefühle zu regulieren und mit ihnen umzugehen, damit sie nicht die Kontrolle übernehmen und unser Verhalten bestimmen.

Stell dir mal vor, dass du Auto fährst und deine Gefühle mit im Wagen sitzen. Eines Tages biegst du falsch ab – du tust etwas, das du als nicht korrekt empfindest. In der Vergangenheit wäre jetzt die Scham nach vorn gestürzt und hätte das Lenkrad an sich gerissen. Obwohl deine anderen Gefühle mit von der Partie sind, schafft die Scham es ans Steuer, weil sie am stärksten ist. Nachdem du dieses Buch durchgearbeitet und neuen Zugang zu dir gefunden hast, wirst du aber niemandem mehr das Kommando überlassen, sondern selbst die Kontrolle behalten.

Seinem früheren Selbst hinterhertrauern

Möglicherweise stellst du fest, dass du der alten Version von dir selbst hinterhertrauerst, wenn sie verschwunden ist, dass dir dein altes Leben fehlt – die Identitäten und Rollen, die du auf der Basis eines nicht kompletten Bildes von dir selbst angenommen hast. Diese Sehnsucht musst du aber ablegen, wenn du dich weiterentwickeln willst. Gewohnte Verhaltensmuster aufzugeben, kann eine Herausforderung darstellen – selbst dann, wenn sie dich nicht glücklich gemacht haben. Wie ein Kind, bei dem der Abschied vom Schnuller längst überfällig ist, klammert sich unser Gehirn an Vertrautes und widersetzt sich Veränderungen.

Deshalb schätzt ein Teil von ihm alte Verhaltensmuster womöglich als sicher ein, während unsere rationale Seite die Notwendigkeit erkennt, sie abzulegen. Auch das Eingestehen unserer Schattenseite – die wir verstecken und verleugnen – ist nicht einfach. Um zu einem kompletten Ganzen zu werden, musst du dich aber mit diesem Teil deines Ichs auseinandersetzen, sonst wird er dein Leben lang immer wieder nach oben kommen. Selbsterkundung und das Stellen der richtigen Fragen kann zu effektiven Ergebnissen führen. In dich zu gehen und dabei tief zu schürfen, zeigt dir vielleicht auch positive Aspekte deines Charakters auf, die sich noch weiter entwickeln und in dein wahres/bewusstes Ich integriert werden können.

Vielleicht hat das Mantra »nicht gut genug« deinem Leben früher Bedeutung gegeben und ihm einen Sinn verliehen, aber die durch dieses Buch in Gang gesetzten Entwicklungen werden dir erlauben, deine Werte, deine Bedeutung, deine Bestimmung im Leben, ausgehend von »gut genug«, neu zu definieren. Dadurch wirst du mit dir selbst mehr im Einklang stehen als je zuvor, und deine Entscheidungen und Zielsetzungen werden nachhaltiger und positiver sein. Es ist an der Zeit für neue Ansätze in deinen Beziehungen zu anderen, in denen du nicht länger aus Angst Tiefe oder Verbindlichkeit meiden solltest.

Fragen zur Selbsterkundung

Denk zurück an die HFA-Verhaltenstypen, mit denen du dich in Schritt 1 identifiziert hast.

- Glaubst du, dass deine Angespanntheit auf eine bestimmte Ursache zurückzuführen ist?
- Welche Ängste beeinflussen deiner Meinung nach manche deiner Verhaltensweisen?
- Welche Empfindungen nimmst du im Körper wahr, wenn du Angst hast?

Warum Kindheitserfahrungen wichtig sind

Es ist erwiesen, dass Erfahrungen aus unserer frühen Kindheit einen bleibenden Eindruck hinterlassen und tief in unserer Psyche versteckt noch präsent sind.

Ins Erwachsenenalter nehmen wir dann die grundlegende Überzeugung mit, dass das Leben unvorhersehbar ist, uns die Verantwortung für die Gefühle anderer obliegt und unsere eigenen Emotionen nicht wichtig sind. Wir gelangen zu unterschiedlichen Überzeugungen in Bezug auf uns selbst, darauf, wie wir andere und die Welt sehen. Dadurch gehen wir Menschen von unterschiedlichen Erfahrungen und Standpunkten aus, wenn wir miteinander kommunizieren.

Ich war ein neugieriges Kind und wollte die Welt gern genau verstehen. Durch Erfahrungen mit anderen lernte ich aber schnell, diesen Teil von mir nicht zu deutlich zu zeigen. Als Mädchen wurde ich in meiner Familie dazu erzogen, für andere da zu sein. Ich hatte das Gefühl, dass ich meinen Eltern keine Last sein, ihnen nie »zu viel werden« durfte, weil meine Geschwister und ich von ihnen Dinge bekamen, die sie selbst nie gehabt hatten. Die Vorstellung, von dem durch sie vorgezeichneten Pfad abzuweichen, führte zu schweren Gewissensbissen.

Dieses Verhaltensmuster setzte sich noch bis ins Erwachsenenalter fort und mündete in einer Co-Abhängigkeit. Ich legte mich ins Zeug, um es allen recht zu machen, und fragte mich dann, warum ich nicht so gesehen und geliebt wurde, wie ich es mir wünschte. Damals lag noch ein langer Weg vor mir. Nach und nach habe ich verstanden, dass Überzeugungen und Verhaltensmuster aus unserer Kindheit zu Regeln dafür werden, wie wir uns im Erwachsenenalter zeigen und durchs Leben gehen. Das sind unsere »Grundüberzeugungen«, die ich im nächsten Abschnitt noch ausführlich kommentieren werde.

Erfahrungen aus der frühen Kindheit prägen uns auf eine Art und Weise, die nicht immer direkt offensichtlich ist. Erst mit den richtigen Hilfsmitteln können wir sie erkennen und die Verhaltensmuster überwinden, die dadurch entstanden sind.

Die Auswirkungen von Kindheitserfahrungen können auf der ganzen Erde bei Vertretern aller Spezies beobachtet werden, nicht nur bei Menschen. Das ist etwas, das allen Lebewesen zu eigen und tief in unserer Natur verankert ist. Denk zum Beispiel an Meeresschildkröten. Nach dem Schlüpfen machen sich die kleinen Schildkröten direkt auf den Weg ins Meer und nutzen dabei das Gefälle des Strandes, die Brandung und das auf der Oberfläche glänzende Sonnenlicht, um sich zu orientieren. Diejenigen von ihnen, die es bis ins Wasser schaffen, haben im riesigen Ozean eine gefährliche Reise vor sich. Als erwachsene Tiere sind sie später dazu in der Lage, an genau den Ort wieder zurückzukehren, an dem sie geschlüpft sind.

Wissenschaftler konnten nachweisen, wie das funktioniert: Während ihrer wackeligen ersten Schritte in Richtung Meer speichern die Reptilien Informationen über die magnetische Signatur des Strandes. Danach suchen sie später, wenn sie »nach Hause« zurückkehren wollen. Wenn Menschen allerdings ein sich mühsam abquälendes Schildkrötenjunges sehen und ihm zu helfen versuchen, dann klappt das Speichern der Informationen nicht mehr. Das Tier muss selbst den schwierigen Weg zum Wasser zurücklegen, um sich wie vorgesehen zu entwickeln. Mit uns Menschen ist es genauso. Wir brauchen die richtigen Bedingungen, um heranzuwachsen und zu werden, wer wir werden sollen.

Jeder ist einzigartig, mit ganz eigenem Charakter und seiner eigenen Persönlichkeit. Deshalb haben wir auch einzigartige Bedürfnisse, die sich vom einen zum anderen unterscheiden. Genau wie das Aufheben einer sich abmühenden Schildkröte sich auf deren Leben auswirkt, wirkt sich eine Vernachlässigung auf körperlicher, emotionaler oder einer anderen Ebene auf unser Dasein aus. Sie beeinflusst das Entstehen von Synapsen im Gehirn und führt dazu, dass wir durch äußere Erfahrungen zu gewissen Überzeugungen gelangen und darauf basierend Verhaltensmuster entwickeln. Nur aufgrund dessen, was wir über uns denken, kann eine stark eingeschränkte Version von uns entstehen.

In jungen Jahren durch deine Mutter verlassen worden zu sein, könnte zum Beispiel zu der Erwartung oder Überzeugung geführt haben, dass irgendwann jeder gehen wird, dem du nahestehst oder von dem du abhängst. Dadurch fühlst du dich unbewusst womöglich genau zu den Menschen hingezogen, die diese Erwartungen erfüllen, und gehst wiederholt Beziehungen zu Personen ein, die dich am Ende im Stich lassen. Oder du hast vielleicht solche Angst davor, von jemandem (wie einst von deiner Mutter) verlassen zu werden, dass du die andere Person zu kontrollieren oder zu manipulieren versuchst, bis sie deshalb die Beziehung beendet.

Wir benehmen uns so, weil es Sicherheit zu bieten scheint, obwohl wir dadurch in Wirklichkeit in der Falle sitzen. Wir haben unsere Schattenseite versteckt – den Teil von uns, den wir anderen nicht zeigen wollen. Wenn wir in diesen Verhaltensmustern verhaftet bleiben, werden wir niemals Erkenntnisse darüber gewinnen, *warum* wir uns so benehmen, oder unsere erlernte Seite und unsere Schattenseite zusammenführen können.

SELBSTERKUNDUNG

- Wie hast du dich beim Heranwachsen gefühlt? Sei bitte ehrlich. Es geht hier nicht darum, Anschuldigungen vorzubringen oder mit dem Finger auf jemanden zu zeigen, sondern um ein besseres Verständnis deiner Kindheit.

- Analysiere im Einzelnen deine Beziehung zu jedem Elternteil oder jeder Bezugsperson. Wie würdest du diese Menschen beschreiben? Zum Beispiel: *Mein Vater war emotional distanziert. Meine Mutter war immer für mich da. Die Person, bei der ich aufgewachsen bin, hat Liebesentzug als Bestrafung benutzt. Mein Erziehungsberechtigter war ein Kontrollfreak.*

- Schreibe jetzt die Überzeugungen auf, die dein inneres Kind hinsichtlich jeder dieser Beziehungen gewonnen hat. Wenn wir die Beispiele von oben weiterführen, könnte das so aussehen: *Ich habe gelernt, dass ich allein klarkommen muss. Ich habe gelernt, dass ich geliebt und unterstützt werde. Ich habe gelernt, dass ich mir Liebe verdienen muss. Ich habe gelernt, dass es einfacher ist, mich nach dem zu richten, was andere wollen.*

- Hattest du je den Eindruck, dass du dir Liebe verdienen musstest? Wenn ja: Wie hast du dich dadurch gefühlt?

- Denk an deine letzten drei Beziehungen. Haben die sich auf ähnliche Art und Weise entwickelt, sodass im Rückblick ein Muster zu erkennen ist?

Unsere Grundüberzeugungen

Grundüberzeugungen sind unerschütterliche Ansichten, die ein Mensch über einen langen Zeitraum vertritt und die seine Sicht der Welt und die Wahrnehmung seiner selbst beeinflussen. Sie dienen als eine Art Linse, durch die wir die Welt sehen. Üblicherweise bilden sie sich früh im Leben aufgrund von Erfahrungen in der Kindheit. Sie können uns durchaus dabei helfen, Dinge zu verstehen, aber sie können auch gegen uns arbeiten, wenn sie uns einschränken und eine Weiterentwicklung verhindern.

Wenn du zum Beispiel am Kernglauben »Ich bin nicht gut genug« oder »Mit mir stimmt etwas nicht« festhältst, dann betrachtest du die ganze Welt durch diese Linse. Deine Überzeugung hält dich klein und taucht alles um dich herum in ein bestimmtes Licht. So wird eine eingeschränkte Perspektive zu deiner Wahrheit – bis du sie auf den Prüfstand stellst. Vielleicht bist du dir nicht einmal dessen bewusst, dass du diese Grundüberzeugung mit dir herumträgst. Unter der Oberfläche nagt sie aber an dir wie Termiten an einem hölzernen Fundament und richtet viel Schaden an, der von außen nicht zu sehen ist.

Wenn dein Unterbewusstsein erst einmal etwas als wahr erachtet, will es diese Überzeugung mit allen Mitteln bestätigt sehen, selbst wenn du dabei stark eingeschränkt oder verletzt wirst.

Diese konkrete Grundüberzeugung kann so stark werden, dass du dich immer wieder scheitern siehst, obwohl du dich nach Erfolg sehnst und nicht verstehst, warum du ständig in die gleichen Verhaltensmuster zurückfällst. Daraus kann eine sich selbst erfüllende Prophezeiung werden, was deine Überzeugung noch verstärkt, dass du nicht gut genug bist.

Das ist wirklich traurig, weil der Kernglaube deiner Unzulänglichkeit ja nicht einmal zutrifft. Die viele harte Arbeit, all der Schaden, die ganze Selbstsabotage sind das Ergebnis einer trostlosen, negativen Interpretation der Dinge. Und diese speist sich daraus, wie du in der Vergangenheit behandelt wurdest und wie dein eigenes Bild von dir selbst aussieht. Indem du deinem Unterbewusstsein eingeredet hast, dass diese verzerrte Version der Wirklichkeit entspricht, hast du *selbst* eine Realität erschaffen. Dein Unterbewusstsein wird im Verborgenen wirken, um diese selbstzerstörerische Wahrheit zu verteidigen.

Das hört sich jetzt vielleicht so an, als wollte ich hier dir die Schuld für dieses Verhalten geben, mit dem du dich selbst sabotierst. Ich scheine dich dafür verantwortlich zu machen, weil du deinem Unterbewusstsein eine Lüge erzählt hast, die es für bare Münze genommen hat. So ist das aber nicht. Die Reise durchs Leben prägt jeden durch die Wahrnehmung seiner Erfahrungen und seiner Beziehungen zu anderen.

Du durchläufst hier einen Prozess, um zu verstehen, wie HFA dich beeinflusst und wie du dich von diesen Mustern lösen kannst. Zu akzeptieren, wer du wirklich bist und wie deine Vergangenheit dein Verhalten beeinflusst, ist ein Teil davon.

Sich selbst voller Liebe, Versöhnlichkeit und Neugier zu begegnen, gehört mit dazu, wenn man die Grundüberzeugung »Ich bin nicht gut genug« auf den Prüfstand stellen will.

Schicht um Schicht

Das Diagramm unten verdeutlicht, wie Grundüberzeugungen auf der Basis früherer Erfahrungen entstehen. Dabei spielen zwei Aspekte mit hinein, nämlich der Einfluss unserer *Umgebung* einerseits, *unsere Gene und unser Nervensystem* andererseits. Diese Grundüberzeugungen bringen uns dazu, *Annahmen* zu machen und *Lebensregeln* aufzustellen, beeinflussen unsere Wahrnehmung der Welt und wie wir mit ihr in Kontakt treten. Von außen mag es so aussehen, als wäre mit uns alles in Ordnung. Tatsächlich zeigen sich aber schnell auf diesen Annahmen beruhende *Reaktionen*, die zu *negativen Gedanken* führen. Sie können gewisse *Gefühle*, *Verhaltensweisen* und sogar *körperliche Empfindungen* auslösen.

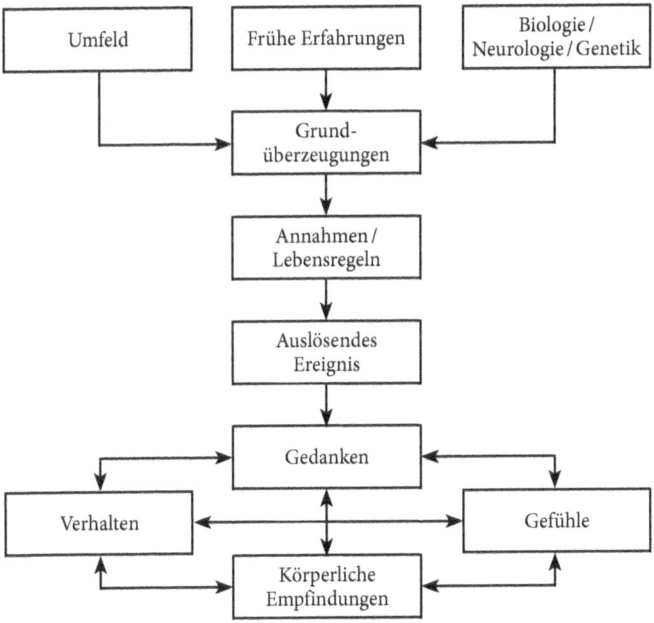

Die Schichten unserer Grundüberzeugungen

Nehmen wir als Beispiel den negativen Gedanken »Die mögen mich nicht« und als Reaktion eine wahrgenommene Ablehnung. Wenn wir so etwas denken, zeigen sich vielleicht körperliche Empfindungen wie ein Kloß im Hals. Mögliche Verhaltensweisen wären dann, dichtzumachen, still zu werden oder aus dem Zimmer zu gehen.

Der Schlüssel liegt darin, diese komplexen Schichten zu erkennen und zu analysieren, um uns am Ende von den einschränkenden Überzeugungen zu befreien, die uns kleinhalten.

Aber wie können wir etwas verändern, das wir von Kindesbeinen an verinnerlicht haben? Der Schlüssel zur Entfaltung unseres wahren Potentials liegt im Verstehen dessen, wie und warum wir diese Muster entwickelt haben. Das mag zunächst schwierig erscheinen, aber es gibt zwei bewährte psychologische Theorien, die uns dabei helfen können und die ich auch beide bei der Arbeit mit meinen Patienten nutze: die Bindungstheorie und die Maslow'sche Bedürfnishierarchie (auch bekannt als Bedürfnispyramide).

Nehmen wir hier nun beide unter die Lupe und schauen wir uns dabei konkret an, was die beiden mit HFA zu tun haben und wie du sie für deinen eigenen Prozess nutzen kannst. Wenn du erst einmal die wissenschaftliche Grundlage verstanden hast, kannst du mit Schritt 3 weitermachen, bei dem du diese Hilfsmittel zu nutzen beginnst, um dadurch besser mit HFA umzugehen. Ja, Veränderungen *sind* möglich!

Bindungstheorie

Wir überleben auf dieser Welt durch unsere Beziehungen zu unseren Mitmenschen. Wenn wir zu anderen eine Bindung aufbauen, suchen wir letztlich nach Nähe und Intimität, die zu unseren wichtigsten

Antriebsmotoren gehören. In unserer frühen Kindheit hängt unser Leben davon ab, dass uns ein anderer Mensch liebt, füttert und sich um uns kümmert. Als Erwachsene streben wir später immer noch nach Erfüllung durch Liebe und Beziehungen.

HFA und die damit einhergehenden Ängste können jedoch echte Gefühle und wahre Tiefe in Beziehungen verhindern, sowohl in Freundschaften als auch im Beruf und in der Liebe. Wir müssen verstehen, was wir im Zwischenmenschlichen geben und nehmen und warum das wichtig ist, müssen unsere Strategien für die Annäherung an andere ergründen und das Konzept der Intimität genauer analysieren.

Es wird uns enorm weiterhelfen zu erkennen, wodurch wir uns sicher fühlen. Ohne dieses Wissen können Veränderungen schnell zu Panik und Beklommenheit führen und unsere Welt in ihren Grundfesten erschüttern. Uns dessen bewusst zu sein, hilft dabei, in Beziehungen nicht aus Angst, sondern aus einem Gefühl der Sicherheit heraus zu handeln. Hier kommt ein kurzer Überblick über die Bindungstheorie, die vom britischen Psychiater John Bowlby entwickelt wurde.

Das Konzept

Die Bindungstheorie basiert auf der Grundannahme, dass sich emotionale Erfahrungen aus unserer frühen Kindheit später auf unsere Beziehungen auswirken. Bowlby geht davon aus, dass wir bei unserer Geburt biologisch dafür programmiert werden, Bindungen zu anderen einzugehen, weil uns das beim Überleben helfen wird[2]. Dadurch, *wie* sich dieser Prozess gestaltet und wie wir in der frühen Kindheit mit anderen kommunizieren und von ihnen behandelt werden, entsteht eine Schablone für unsere Erfahrungen und Reaktionen in zukünftigen Beziehungen, für unsere Gefühle uns selbst gegenüber, unsere Kontakte zu anderen und unser Maß an Selbsterkenntnis.

Das Verständnis

Wenn wir verstehen wollen, wie wir mit uns selbst und anderen kommunizieren, ist unsere Art des Sich-Bindens ganz entscheidend. Um zu tieferer Selbsterkenntnis zu gelangen, müssen wir auf unsere frühesten Erfahrungen zurückblicken. Gehen wir mal von einer Hauptbezugsperson aus, die gut auf die Bedürfnisse und Sorgen des Kindes achtet und angemessen darauf reagiert. Dadurch lernt das Kind, dass seine Bedürfnisse eine Daseinsberechtigung haben und es wert sind, erfüllt zu werden, was später im Leben zu einem positiven Selbstbild führt. Man spricht in diesem Fall von einem *sicheren Bindungsstil.*

Wenn aber aus irgendeinem Grund die Bedürfnisse des Kindes von seiner Hauptbezugsperson nicht befriedigt werden, dann entwickelt sich ein *unsicherer Bindungsstil.* Der hat in verschiedener Hinsicht Einfluss auf die zukünftigen Beziehungen des Kindes. Den sicheren und die unsicheren Bindungsstile werden wir uns später in diesem Abschnitt noch einmal ansehen.

Die Bindungstheorie in der Praxis

Beziehungen werden uns immer vor Herausforderungen stellen, vor allem, wenn wir wachsen und uns weiterentwickeln. Wir bleiben nicht ständig der gleiche Mensch, was manchmal zu Schwierigkeiten und Konflikten führt. Ich beschreibe das gern als Tanz, bei dem wir uns mit fließenden Bewegungen zur Musik bewegen. Manchmal kommen wir aus dem Takt und suchen verzweifelt wieder nach dem Rhythmus, um einfach »sein« zu können.

Wenn wir im Erwachsenenalter verschiedene Beziehungen erleben, können tief verankerte Verhaltensmuster oder Komplexe aus unserer Kindheit dabei immer noch eine Rolle spielen. Entscheidend ist, dass wir mit den Menschen in unserem Umfeld zusammenarbeiten und uns das Recht herausnehmen, den Mund aufzumachen, um über unsere Emotionen zu sprechen. Wir müssen uns in Erinnerung rufen, dass wir auf der gleichen Seite stehen, statt aus Angst dichtzumachen. Das würde es uns erschweren, uns verletzlich zu zeigen und innige Bindungen einzugehen. Schauen wir uns mal ein praktisches Beispiel an, das die Bindungstheorie illustriert.

Die Situation: Alices Freund hat für die beiden ein Date geplant und ihr gesagt, dass er dafür alles organisiert hat. Als sie nach Hause kommt, fragt er allerdings sie, was sie gern machen und wo sie essen möchte. Außerdem hatte Alice ihn darum gebeten, auf dem Weg von der Arbeit nach Hause Milch zu kaufen, was er nicht gemacht hat. Innerlich ist Alice wütend, weil sie darauf vertraute, dass ihr Freund tun würde, was er versprochen hat. Sie will allerdings nicht für Probleme sorgen, also geht sie mit ihm aus, obwohl sie frustriert ist und das Gefühl hat, dass man ihr nicht zugehört und sie nicht respektiert hat. Ihren Unmut frisst sie in sich hinein, um mögliche Konflikte zu vermeiden.

Bindungsstil: Als Kind hatte Alice nicht die Möglichkeit dazu, ihre Gefühle zum Ausdruck zu bringen, weil ihre Mutter aufgrund langer Arbeitszeiten dafür nicht zur Verfügung stand. Sie hatte den Eindruck, ihrer Mutter zu viel zu werden und ihr zur Last zu fallen. Dadurch wuchs sie mit einem *unsicheren Bindungsstil* auf und hatte immer Angst vor Ablehnung.

Die »Regel« in Beziehungen: Alice hat gelernt, dass sie es anderen recht machen muss, wenn sie sich gebraucht fühlen will. Dadurch empfindet sie sich als gut genug.

Der der Bindung zugrundeliegende Gedankenprozess: Wenn sie als Kind einen *sicheren Bindungsstil* statt eines unsicheren entwickelt hätte, wäre Alice vielleicht eher Folgendes durch den Kopf gegangen: »Es ist in Ordnung, mit meinem Freund darüber zu sprechen, dass ich wegen der Milch und der nicht geplanten Verabredung enttäuscht war. Für mich ist es wichtig, dass er mich versteht. Ich will ihm keine Vorwürfe machen, sondern meine Emotionen deutlich zum Ausdruck bringen, um die Kommunikation zwischen uns zu verbessern.«

Das ist ein Paradebeispiel dafür, wie unsere Kindheitserfahrungen sich auf unsere Verhaltensmuster im Erwachsenenalter auswirken können. Die folgende Fallstudie beleuchtet dieses Thema von einem anderen Blickwinkel aus. Wieder wird die Bindung durch ein Kind eingegangen, das den Eltern keine Last sein will.

FALLSTUDIE

Peter wuchs mit einem Vater auf, der viel arbeitete, und mit einer Mutter, der es nicht gut ging. Er erinnert sich nur zu gut daran, wie schwierig es für seine Mutter an manchen Tagen war, auch nur aus dem Bett zu kommen. Deshalb wollte er ihr keine zusätzliche Last sein. Wenn seine Mutter zu ihm sagte, dass sie stolz auf ihn war, freute er sich jedes Mal sehr darüber, sie glücklich gemacht zu haben.

Obwohl Peter in der Schule Schwierigkeiten hatte und von anderen Kindern gehänselt wurde, vertraute er das nie jemandem an. Er wollte einfach nicht für Ärger sorgen und es seiner Mutter noch schwerer machen.

Verhaltensmuster

Auch im weiteren Verlauf seines Lebens hielt Peter bei der Arbeit, bei Freundschaften und Liebesbeziehungen an diesem Verhaltensmuster fest. Er wollte nie »für Ärger sorgen« und konnte nur schlecht damit umgehen, wenn andere mal aufgebracht waren. Das ging so weiter, bis er sich an einem Punkt seines Lebens wirklich unwohl fühlte und eine Therapie begann, um sein Verhalten besser zu verstehen.

Durch den Therapieprozess wurde Peter klar, dass er nie über seine Gefühle gesprochen hatte, weil er mit der unterschwelligen Überzeugung lebte, dass er anderen zu viel wurde und sie störte. Es ging hier nicht darum, seinen Eltern oder den Lehrern in der Schule Vorwürfe zu machen, weil sie nichts gemerkt hatten. Vielmehr musste er selbst begreifen, wie er aufgrund seiner Erfahrungen mit seiner Umwelt sein Herz verschlossen und seinem Gehirn die alleinige Kontrolle überlassen hatte. Deshalb fiel es ihm schwer, seinen wahren Emotionen entsprechend zu reagieren, und er beobachtete oft andere, um sich von ihrem Verhalten leiten zu lassen, statt seinen Gefühlen zu trauen. Peter wurde sich auch dessen bewusst, dass er sehr sensibel war. Seine Bedürfnisse orientierten sich jetzt an seinem Selbstwertgefühl und nicht länger an Anerkennung von außen und der Sehnsucht nach der Liebe anderer.

Bindungsstile

Mehr Klarheit über deinen Bindungsstil kann dir dabei helfen, dich von Verhaltensmustern zu lösen, die deine Beziehungen sabotieren. Sie verhilft dir zu mehr Bewusstsein und Verständnis, durch die du gezielt bessere Entscheidungen für bedeutsame und authentische Beziehungen treffen kannst, die mehr in die Tiefe gehen.

Jeder Mensch macht einzigartige Erfahrungen im Leben, die es auszuloten gilt und die zu ganz eigenen Erkenntnissen führen werden. Trotz der Unverwechselbarkeit deiner Erlebnisse kann man dich in Bezug auf Beziehungen vermutlich in eine von vier Kategorien einordnen – unsicher-ambivalent, unsicher-vermeidend, desorganisiert oder sicher – die alle auf unterschiedliche Dynamiken in der Kindheit zurückzuführen sind.

Personen mit einem sicheren Bindungsstil haben ein positives Selbstbild, können mit Sorgen gut umgehen, sind eigenständig und zeigen gute Fähigkeiten beim Eingehen von Beziehungen. Üblicherweise kennen sie sich auch selbst gut, können deshalb ihre Bedürfnisse effektiv zum Ausdruck bringen und dafür sorgen, dass sie gestillt werden.

Menschen mit unsicheren Bindungsstilen haben ein negatives Selbstbild, was sich später im Leben auf unterschiedliche Art und Weise auswirken kann. Eine unsicher-vermeidende Person, die gelernt hat, dass man ihre Bedürfnisse nicht erfüllen wird, wird nur in geringem Maße Zuneigung zeigen und enge Beziehungen meiden. Eine unsicher-ambivalente Person wird hingegen ihre Probleme nur noch verstärken, um ihre Bedürfnisse befriedigt zu sehen, was sich auf ihre Beziehungen später im Leben dramatisch auswirken kann.

Bindungstyp	**Beschreibung**	**Verhaltens-merkmale**	**Zugrunde-liegende Erfahrung**
Unsicher-ambivalente Bindung	Sucht bei Partnern in hohem Maße nach Intimität, Bestätigung und Entgegenkommen	Zweifelt vielleicht an der Liebe des Partners und achtet mit extremer Empfindsamkeit auf jede wahr-genommene Bedrohung der Beziehung	Eine frühe Bindung, bei der Liebe bedingt war, zum Beispiel durch eine Bezugsperson, die Liebesentzug als Strafe benutzt hat
Unsicher-vermeidende Bindung	Tendiert zu emotionaler Distanz und meidet möglicher-weise intime Beziehungen	Bevorzugt Unabhängigkeit, unterdrückt Gefühle und hat Schwierig-keiten damit, sich auf andere zu verlassen	Eine frühe Bindung, die durch Vernachlässigung oder andere Formen von Miss-handlung geprägt war
Desorganisierte Bindung	Eine Mischung von Merkmalen der unsicher-ambivalenten und der unsicher-vermeidenden Bindung, Wunsch nach Nähe und gleichzeitig Angst vor Ablehnung	Hat eventuell Probleme damit, anderen zu vertrauen, zweifelt am Selbstwert und verhält sich in Beziehungen unvorhersehbar	Eine frühe Bindung, in der die Bezugsperson hinsichtlich Fürsorge, Strafe und Zuneigung unzuverlässig oder unbeständig war
Sichere Bindung	Fühlt sich mit emotionaler Nähe wohl, ist sich seiner selbst und seiner Beziehungen generell sicher	Fühlt sich beim Erkunden der Welt sicher, kann anderen vertrauen und mit Stress gut umgehen	Eine frühe Bindung, in der auf die Bezugs-person Verlass war und diese sich beständig und liebevoll gezeigt hat

Übersicht der vier Bindungsstile

DEIN BINDUNGSSTIL

Dieses Quiz hilft dir dabei, dich auf lockere Art und Weise mit dir selbst auseinanderzusetzen, Einblicke zu gewinnen und deinen Bindungsstil zu identifizieren. Bindungsstile sind komplex und werden von unterschiedlichen Faktoren beeinflusst, daher bietet dieses Quiz nur eine erste Annäherung an das Thema und stellt keine definitive Diagnose dar.

Wenn du die Fragen unten durchgehst, dann denk nicht nur an dein Liebesleben, sondern auch an Beziehungen im beruflichen oder persönlichen Umfeld.

1. Wie wohl fühlst du dich mit Nähe und Intimität in Beziehungen?

   a. Sehr wohl. Es fällt mir leicht, mich zu öffnen, anderen nahezukommen und eine emotionale Bindung aufzubauen.
   b. Mehr oder weniger wohl, aber ich brauche Zeit, um Vertrauen aufzubauen und mich anderen gegenüber zu öffnen.
   c. Unwohl. Ich bin lieber unabhängig und habe Schwierigkeiten damit, mich in engen Beziehungen zu öffnen.

2. Wie reagierst du normalerweise auf Konflikte oder Streit in Beziehungen?

   a. Ich versuche, nach Lösungen zu suchen, und kommuniziere offen, um Probleme zu lösen.
   b. Ich bemühe mich um Kompromisse oder um einen Mittelweg, vermeide aber manchmal um des lieben Friedens willen Konflikte.
   c. Ich habe die Tendenz, mich bei Konflikten zurückzuziehen und zu distanzieren.

3. Machst du dir in einer Partnerschaft oft Sorgen darüber, verlassen oder alleingelassen zu werden?

   a. Nein, ich fühle mich innerhalb der Beziehung sicher und geborgen.
   b. Manchmal, vor allem, wenn es Anzeichen von Spannungen oder Konflikten gibt.
   c. Ja, ich habe oft Angst davor, verlassen zu werden, und fühle mich in Beziehungen oft unsicher.

4. Wie wohl fühlst du dich damit, wenn du von anderen abhängst oder sie von dir abhängen?

   a. Ich fühle mich mit beiden Situationen wohl.
   b. Ich bevorzuge eine gewisse Unabhängigkeit, kann mich aber auf andere stützen, wenn nötig.
   c. Es fällt mir schwer, abhängig zu sein oder Menschen an mich heranzulassen.

5. Kannst du anderen leicht vertrauen und glaubst du, dass sie gute Absichten haben?

   a. Ja, im Allgemeinen vertraue ich den Leuten und gehe davon aus, dass sie mir wohlgesinnt sind.
   b. Ich bin eher vorsichtig und brauche Zeit, um Vertrauen aufzubauen.
   c. Nein, es fällt mir schwer, anderen zu vertrauen, und ich befürchte oft, enttäuscht zu werden.

AUSWERTUNG: Zähle nach, wie oft du bei deiner Antwort a, b oder c gewählt hast.

- **Wenn bei dir a-Antworten überwiegen, deutet das auf einen sicheren Bindungsstil hin.**
- **Wenn bei dir b-Antworten überwiegen, deutet das auf einen unsicher-ambivalenten Bindungsstil hin.**
- **Wenn bei dir c-Antworten überwiegen, deutet das auf einen unsicher-vermeidenden Bindungsstil hin.**

Denk daran: Dieses Quiz ist vor allem als Hilfsmittel für die Selbsterkundung gedacht und spiegelt nicht die volle Komplexität von Bindungsstilen wider. Wer eine exakte und umfassende Diagnose braucht, sollte sich dafür professionellen therapeutischen Beistand holen.

Aber wie das Ergebnis auch aussehen mag – die Dinge müssen nicht immer so bleiben. Durch die Auseinandersetzung mit diesen Fragen gewinnst du ein neues Verständnis, das zu Veränderungen führen wird. Der erste Schritt besteht im Erkennen des Zusammenhangs zwischen deinem Verhalten in Beziehungen heute und der Art und Weise, wie du in der Vergangenheit behandelt wurdest. Durch das gewonnene Wissen kannst du dich für eine neue Lebenseinstellung entscheiden.

Fragen zur Selbsterkundung

- Kannst du mit den neuen Erkenntnissen über deinen Bindungsstil jetzt auf frühe Kindheitserfahrungen zurückblicken und Ursachen erkennen?

- Wie wirkt sich dein Bindungsstil auf deine momentanen Beziehungen aus, sowohl in der Liebe als auch im Freundeskreis und im Beruf?
- Könnten dir gewisse Entscheidungen dabei helfen, diese Verhaltensmuster abzulegen? Welche wären das?
- Wie sieht für dich eine gesunde Beziehung aus?

Die Maslow'sche Bedürfnishierarchie

Wenn es um HFA geht, taucht oft das Wort *Bedürfnis* auf. Das liegt daran, dass wir als Folge unserer früheren Erfahrungen selbstsabotierende Verhaltensmuster entwickeln, um unsere Bedürfnisse erfüllt zu sehen. Durch das Quiz oben konntest du etwas über deinen Bindungsstil herausfinden. Konzentrieren wir uns nun eher auf den Aspekt der Bedürfnisse.

Eine der bekanntesten Theorien über Bedürfnisse wurde von dem amerikanischen Psychologen Abraham Maslow entwickelt. Er sah bei uns Menschen die Tendenz zu etwas, das er als »Selbstverwirklichung« bezeichnete. Gemeint ist damit ein Streben nach der »besten Version von uns selbst«. Um Selbstverwirklichung zu erreichen, müssen wir laut Maslow zunächst unterschiedliche »Stufen« menschlicher Bedürfnisse stillen.[3]

Als Personen mit HFA versuchen wir, unsere unausgesprochenen Bedürfnisse auf der Basis unserer Erfahrungen zu stillen. Das drückt sich durch unsere Verhaltensmuster aus, dadurch, wie viel Raum wir einnehmen, und durch die unbewussten Regeln, nach denen wir leben. Sind diese Muster jedoch von bestimmten Verhaltensweisen anderer und von der Erfüllung unserer Bedürfnisse durch unsere Mitmenschen abhängig, dann kann es schwierig und ermüdend werden, das alles aufrechtzuerhalten. Wenn wir zur Befriedigung unserer Bedürfnisse den Blick nach außen richten, werden wir nie Selbstverwirklichung erreichen – dafür müssen wir nach innen schauen.

Das Konzept

Maslow stützte sich auf die Bindungstheorie von John Bowlby und entwickelte davon ausgehend seine Bedürfnishierarchie. Sie wird oft als fünfstufige Pyramide dargestellt (siehe Diagramm auf der rechten Seite), in der die Bedürfnisse ihrer Wichtigkeit entsprechend angeordnet sind: Die erste Stufe umfasst unsere körperlichen Bedürfnisse (so was wie Luft, Wasser, Nahrung, Wohnraum und Schlaf). Auf der zweiten Stufe steht Sicherheit, auf der dritten Liebe und Zugehörigkeit. Auf der vierten Stufe findet man Anerkennung (durch uns selbst und andere) und auf der obersten die Selbstverwirklichung, also das Streben danach, das Beste aus uns herauszuholen, was bei jedem Menschen anders aussieht.

Verständnis

Wie du im Diagramm sehen kannst, folgen die verschiedenen Stufen aufeinander. Allerdings können die Bedürfnisse einer Stufe erfüllt sein, ohne dass die der vorherigen es voll und ganz sind. Und die Befriedigung der Bedürfnisse aller Stufen muss auch nicht unbedingt zur Selbstverwirklichung führen. Maslow ging nicht davon aus, dass eine Erfüllung der ersten vier Stufen automatisch die Verwirklichung der fünften nach sich zieht. Und es ist für manche Menschen einfacher als für andere, ihre Bedürfnisse auf allen Stufen der Pyramide zu befriedigen. In Sicherheit zu sein, genug zu essen zu haben oder sexuelle Intimität zu erleben, ist für manche unerreichbar. Das heißt aber nicht, dass Selbstverwirklichung es auch sein muss.

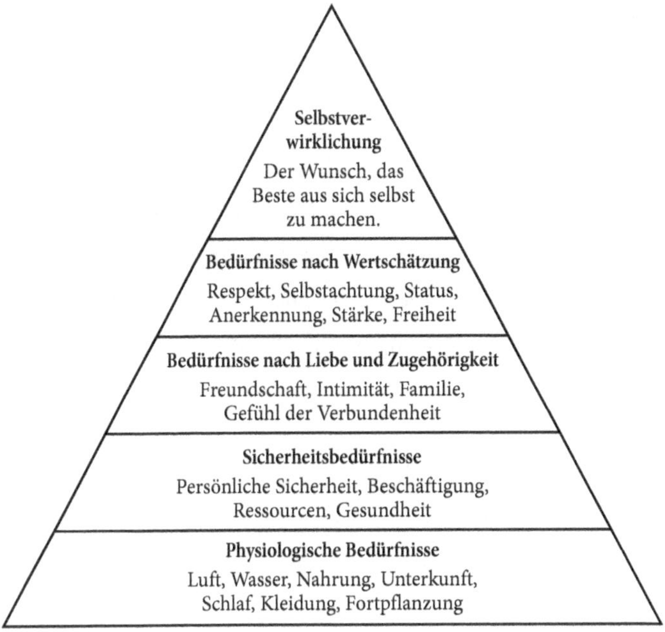

Die Maslow'sche Bedürfnishierarchie

Für Maslow war persönliche Weiterentwicklung ein fortlaufender Prozess, bei dem wir uns ständig verändern, wachsen und gedeihen. Durch Kommunikation mit anderen können wir uns bereichern und diese Entfaltung weiter fördern. Sie wandelt sich ständig, weil sie von unserem Potential abhängt, von unseren einzigartigen Talenten und Fähigkeiten. Wenn wir unsere Perspektive erweitern und Herausforderungen annehmen – neue Fertigkeiten lernen und uns durch schwierige Situationen auf die Probe stellen – ist das unserer persönlichen Entwicklung zuträglich.

Unsere Bedürfnisse und HFA-bedingter Perfektionismus

Vielleicht führt ein Mangel an Selbstbewusstsein dazu, dass wir die höheren Stufen der Pyramide nicht erreichen – was wieder einmal im Zusammenhang mit HFA und dem Gefühl steht, nicht gut genug zu sein. Beleuchten wir nun den Zusammenhang zwischen der Maslow'schen Bedürfnishierarchie und HFA mittels des Perfektionismus, der für diese Störung so typisch ist.

Körperliches

Für uns Perfektionisten mit HFA stehen Leistungen und Erfolg im Mittelpunkt, da wir unseren selbst definierten hohen Standards große Bedeutung zumessen. Wenn wir uns ständig pushen, um zu brillieren und unrealistischen Maßstäben gerecht zu werden, führt das möglicherweise zu Schlafstörungen, unregelmäßigem Essverhalten und chronischem Stress. Im Laufe der Zeit kann darunter unsere körperliche Gesundheit und unser allgemeines Wohlbefinden leiden.

Sicherheit

Perfektionisten brauchen Anerkennung von außen, um sich sicher und wohlzufühlen. HFA verstärkt das Bedürfnis nach Gewissheit noch, führt zu extremer Wachsamkeit und der ständigen Furcht vor dem Scheitern. Panik angesichts möglicher Fehler oder vielleicht nicht erfüllter Erwartungen kann chronische Angst mit sich bringen, das Akzeptieren von Ungewissheit erschweren und es uns unmöglich machen, ein Gefühl von Geborgenheit zu empfinden.

Liebe und Zugehörigkeit

Das ständige Streben nach Perfektion und der Akzeptanz oder Anerkennung unserer Mitmenschen kann Bindungen und Beziehungen beeinträchtigen, da wir beim Nicht-Erfüllen eigener oder fremder Erwartungen Kritik oder Ablehnung befürchten. Aufgrund der Angst davor, nicht als unser wahres Selbst akzeptiert zu werden, empfinden manche von uns niemals wahre Liebe oder ein Gefühl der Zugehörigkeit.

Anerkennung

Obwohl Perfektionisten durchaus Bestätigung und Lob von außen bekommen, machen sie ihr Selbstwertgefühl davon abhängig, dass ihre Leistungen unerreichbar hohen Standards entsprechen. HFA kann Selbstzweifel und den Eindruck von Unzulänglichkeit verstärken und so zu einem ständigen Gefühl des Nicht-gut-genug-Seins oder sogar zum Hochstapler-Syndrom führen.

Selbstverwirklichung

Perfektionismus und HFA können ein Hindernis bei der Selbstverwirklichung sein, beim Prozess, durch den wir unser volles Potential entfalten und uns um persönliche Weiterentwicklung und Erfüllung bemühen. Ständiges Streben nach Perfektion sowie Selbstkritik und die Angst vor dem Scheitern können dazu führen, dass wir keine Risiken eingehen und uns nicht unseren wahren Leidenschaften oder Interessen widmen, was uns vieler Chancen auf Selbsterkenntnis und Wachstum beraubt.

Auf dem Weg zu Wahrhaftigkeit

Zusammenfassend können wir also sagen, dass HFA und Perfektionismus in Hinblick auf Maslows Bedürfnishierarchie mögliche Störfaktoren sind. Sie können der Grund dafür sein, dass auf den unteren Stufen unsere Bedürfnisse nicht gestillt werden, und bremsen möglicherweise unsere Entwicklung in Richtung Selbstverwirklichung. Indem wir uns um ein gesundes Selbstwertgefühl bemühen, können wir uns frei von der Last der Angst und vom Streben nach unerreichbarer Perfektion besser auf unsere Bedürfnisse einstellen und durch authentische Beziehungen Befriedigung finden.

Um all das in Angriff zu nehmen, müssen wir zunächst erkennen, in welchem Maße sich Angst und Perfektionismus auswirken. Dann geht es daran, mehr Mitgefühl für uns selbst zu entwickeln, realistischere Maßstäbe anzusetzen und uns nötigenfalls Hilfe zu suchen. Wenn wir uns mit diesen grundlegenden Problemen auseinandersetzen, können wir damit für mehr persönliches Wachstum und Wohlbefinden sorgen, uns in Richtung Selbstverwirklichung vorarbeiten und ein ausgeglicheneres, erfüllenderes Leben führen.

Durch Beziehungen verstehen wir nicht nur besser, wer wir sind, sondern auch, wer wir sein könnten. Jede Begegnung birgt in sich auch die Möglichkeit, etwas zu lernen.

Warum sollten wir diese Anstrengung auf uns nehmen? Weil es etwas Neues zu unserem Innenleben beitragen, eine Herausforderung darstellen oder sich einfach gut anfühlen könnte. Wie auch immer sich die Situation entwickelt – Lernerfahrungen machen uns weiser und lassen uns auch erkennen, wie wir uns gern der Zukunft stellen wollen.

Personen mit wenig Selbstbewusstsein haben vielleicht den Eindruck, dass sie niemals wahre Liebe finden oder ein Zugehörigkeitsgefühl verspüren werden, weil sie ihren Selbstwert durch die Zuneigung ihrer Mitmenschen definieren. Der Mangel an positiven Beziehungen zu anderen in der frühen Kindheit kann die Entwicklung von Selbstbewusstsein erschweren.

Wenn beispielsweise als Reaktion auf das eigene Weinen Sprüche wie »Hör auf, du bist doch kein Baby mehr« kamen, dann hast du möglicherweise verinnerlicht, dass diese Art der Gefühle nicht erlaubt sind. Vielleicht hat deine Bezugsperson gedacht, dass sie dich damit einfach nur beruhigt. Tatsächlich hat ihre Reaktion aber zu einer negativen Überzeugung geführt, sodass du in deinem Streben nach positiven Reaktionen inzwischen lächelst statt weinst. Du hast während des Heranwachsens gelernt, dass du nicht für dich selbst entscheiden kannst und dir von anderen den Weg zeigen lassen musst. Deshalb war für dich das Streben nach Bestätigung von außen die einzige Möglichkeit, deinen Wert zu beweisen.

Tritt einen Schritt zurück, analysiere dieses erlernte Verhalten und seine Ursprünge. Dadurch wirst du erkennen, dass du es hier nur mit *deiner Wahrnehmung* dessen zu tun hast, was andere über dich denken, und nicht damit, was wirklich hinter ihrer Stirn vor sich geht.

Ich nutze bei meiner Arbeit ein dreistufiges Modell, dass ich als »Selbstwertpyramide« bezeichne. Auf der ersten Stufe steht die Selbsterkenntnis, durch die wir uns mit unserem wahren Ich und unseren tatsächlichen Wünschen vertraut machen. Auf der zweiten Stufe finden wir Selbstakzeptanz, durch die wir dieses wahre Ich akzeptieren und alles annehmen, was es zu bieten hat. Auf der dritten steht die Selbstliebe, bei der wir noch über Akzeptanz hinausgehen, um uns mit allem, was uns ausmacht, zu lieben – um endlich zu begreifen, dass wir gut genug sind.

Wir blühen auf, wenn wir erkannt haben, dass wir gut genug sind. Das ist für mich die wahre Selbstverwirklichung – bei der wir uns von dem lösen, was uns nicht weiterbringt, und willkommen heißen, was uns erfüllt. Eine detaillierte Analyse unseres Verhaltens und der Gründe dafür ermöglicht es uns, alte Überzeugungen über uns aufzugeben und uns auf das einzulassen, was wir werden können.

Viele von uns können vielleicht nie ihr volles Potential ausschöpfen. Maslow sah trotzdem im Leben eines jeden gewisse Höhepunkte, Momente der Selbstverwirklichung, auf die mit viel Anstrengung hingearbeitet wurde und in denen niemals für möglich Gehaltenes geschafft wird – wenn wir zum Beispiel unseren Abschluss machen, einen Marathon laufen, ein Kunstwerk vollenden oder einen anderen wichtigen Meilenstein im Leben erreichen.[4]

Fragen zur Selbsterkundung

- Auf welcher Stufe der Maslow'schen Pyramide siehst du dich im Moment? Warum? Setz dich voller Neugier mit dieser Frage auseinander und geh dabei in die Tiefe.
- Was müsstest du dir selbst zugestehen, um in der Pyramide weiter aufzusteigen?
- Gab es in deinem Leben schon einmal einen Höhepunkt wie die oben erwähnten? Wenn ja: Bist du stolz darauf, was du erreicht hast? Falls nicht, warum nicht?

Es allen recht machen wollen

Wer in jungen Jahren emotional vernachlässigt wurde, ist später vielleicht ein Jasager, verhält sich überverantwortlich, will immer die Kontrolle behalten und zeigt noch andere Symptome von HFA (siehe Schritt 1). Und eines dürfte ja deutlich geworden sein: Wenn unsere emotionalen Bedürfnisse nicht so befriedigt werden, wie wir es bräuchten, dann suchen wir nach anderen Wegen ihrer Erfüllung. Und so ein Verhalten kann zu HFA führen. Es gibt aber auch gute Nachrichten: Wenn wir das erst verstanden haben, können wir bewusst Entscheidungen treffen, um unsere Verhaltensmuster zu ändern. Ich illustriere mal mit einer Fallstudie, wie das erreicht werden kann.

FALLSTUDIE

Als Kind lebte Michael in einem Haushalt, in dem seine körperlichen Bedürfnisse zum Beispiel nach warmer Kleidung und einem sicheren Umfeld erfüllt wurden. Seine emotionalen Bedürfnisse wurden hingegen nicht erfüllt. Seine Eltern ließen sich scheiden, als er acht Jahre alt war, und er kann sich noch gut an all die Streitereien in der Zeit davor erinnern. Außerdem klagte seine Mutter ihm gegenüber regelmäßig darüber, wie unfair sein Vater sich verhalten hatte.

Als Erwachsener übernahm Michael in seinen Beziehungen deshalb immer wieder die Rolle des »Verantwortlichen« und verhielt sich auch bei der Arbeit so, wo er infolgedessen als gute Führungskraft angesehen wurde. Er befriedigte seine

Bedürfnisse nach Liebe und Zugehörigkeit, indem er die Gefühle seiner Mitmenschen berücksichtigte und immer sicherstellte, dass es allen gut ging.

Verhaltensmuster

Wenn Michaels Mutter in seiner Kindheit aufgebracht war, wollte er die Dinge auf keinen Fall verschlimmern. Deshalb versuchte er, ihr zu geben, was sie seiner Meinung nach brauchte, damit es ihr nicht noch schlechter ging. Er fühlte sich für die Emotionen seiner Mutter verantwortlich und beschloss deshalb zum Beispiel, keine Zeit mehr mit seinem Vater zu verbringen, um sie nicht zu verletzen. Dieses Verhaltensmuster setzte sich bei Michael bis ins Erwachsenenalter fort. Noch immer versuchte er, seinen Wert unter Beweis zu stellen, indem er für alle die Verantwortung übernahm.

Verstehen

Bevor er sich davon freimachen konnte, musste Michael sich dieses Musters erst einmal selbst bewusst werden. Diese neue Erkenntnis brachte auch mehr Selbstwertgefühl mit sich, weil er sein wahres Wesen besser verstand, es akzeptierte und zu schätzen anfing. Er begann zu begreifen, dass er nicht anderen gefallen musste, um sich selbst als gut genug zu empfinden. Michael erkannte auch, dass er nicht immer für alle die Dinge wieder hinbiegen konnte und damit eben klarkommen musste. Deshalb fing er damit an, Grenzen zu setzen, entwickelte Selbstvertrauen und Respekt für andere. Entscheidungen traf er im Leben nun auf absichtsvollere, bedeutsamere und bewusstere Weise.

An diesem Punkt würde ich gern noch einmal unterstreichen, dass diese Geschichte und alle Fallstudien hier im Buch nur Beispiele sind. Die Erfahrungen jedes Menschen sind einzigartig, hängen von seiner Erziehung und anderen entscheidenden Faktoren ab. Vielleicht identifizierst du dich auf einer gewissen Ebene mit den vorgestellten Personen. Das entbindet dich aber nicht von der Aufgabe, selbst deine Vergangenheit auszuloten, um zu sehen, wie sie sich auf dein Leben auswirkt. Du solltest dabei auch im Hinterkopf behalten, dass unterschiedliche Menschen auf den gleichen Reiz, das gleiche Erlebnis, unterschiedlich reagieren können.

Es immer allen recht machen zu wollen, bedeutet nicht, ein fürsorglicher Mensch zu sein, dem das Wohl anderer am Herzen liegt. Wir versuchen damit vielmehr, die Reaktionen anderer zu beeinflussen, um uns sicher zu fühlen. Im Kern basiert so ein Verhalten auf der Angst vor Zurückweisung, davor, von anderen nicht gemocht zu werden – oder vielleicht darauf, dass wir uns selbst nicht mögen. Wir reden ein Leben lang anderen nach dem Mund und sagen zum Wohle ihrer Bedürfnisse immer Ja, ohne ein Nein als mögliche Alternative zu sehen oder in Erwägung zu ziehen. Tatsächlich hat so ein Verhalten zwei Seiten, wie diese Tabelle zeigt:

Erlernte Seite (Was wir zeigen)	**Schattenseite (Was wir verstecken)**
Motiviert	Selbstkritisch
Hilfsbereit	Suche nach Bestätigung
Produktiv	Negatives Selbstbild
Strukturiert	Ohne Zugang zu sich selbst
Verlässlich	Geringes Selbstbewusstsein
Höflich	Nachtragend

Aufmerksam	Einsam
Verständnisvoll	Setzt keine Grenzen
Fürsorglich	Angespannt
Loyal	Ausgelaugt
Zufrieden	Verloren

Die zwei Seiten des Verhaltens von Jasagern

Es nicht länger allen recht machen wollen

Wer bewusst und absichtsvoll daran arbeitet, nicht mehr um Anerkennung zu buhlen und die Bedürfnisse anderer nicht länger über die eigenen zu stellen, kann dieses Verhalten irgendwann ablegen. So jemand hat einen Prozess der Selbsterkenntnis durchlaufen und gelernt, Grenzen zu setzen. Durch authentischeres Auftreten hat er zu einem gesünderen Gleichgewicht zwischen eigenen und fremden Bedürfnissen gefunden.

LERNEN, NEIN ZU SAGEN

Wie oft willigst du ein, obwohl du in Wirklichkeit lieber ablehnen würdest? Mach dir einen Kaffee, hol Papier und Stift und zieh dich an einen ruhigen Ort zurück, um diese Übung für Jasager zu machen. Durch sie kannst du erkennen, wann du eigentlich lieber Nein sagen solltest.

- Male einen Kreis und gib ihm die Überschrift *Zeit*. Teile diesen Kreis jetzt in »Tortenstücke« ein, die den Kategorien Schlaf, Arbeit, Reisen, Soziales, Zeit für mich, Familie und Freunde entsprechen. Stell damit dar, wie du *im Moment* im Laufe eines Monats durchschnittlich deine Zeit verbringst. Sei bitte *ehrlich*.

- Male einen zweiten Kreis mit der gleichen Überschrift. Teile den Kreis wieder in die gleichen Kategorien ein, aber so verteilt, wie du deine Zeit am liebsten verbringen würdest.

- Male einen dritten Kreis und versieh ihn mit der Überschrift »Beziehungen«. Unterteile ihn in Abschnitte, entsprechend dem, mit wem du im Moment regelmäßig Zeit verbringst. Zum Beispiel: ich selbst, meine bessere Hälfte, Kinder, Verwandte (die ich mag), Verwandte (die ich nicht mag), Kollegen (die ich mag), Kollegen (die ich nicht mag), Freunde (die ich mag), Freunde (die ich nicht mag), Kunden (die ich mag), Kunden (die ich nicht mag).

- Male einen vierten Kreis, ebenfalls für »Beziehungen«. In diesem Kreis sollten die Abschnitte so verteilt sein, wie du deine Zeit gern unter den Menschen in deinem Leben aufteilen würdest.

- Behalte die vier Kreise im Hinterkopf und lege als Nächstes eine Liste an, mit der du 1. Gelegenheiten identifizierst, bei denen du Ja sagst, obwohl du gern Nein sagen würdest, *oder* 2. Menschen, mit denen du viel Zeit verbringst, obwohl du dazu eigentlich keine Lust hast. Sei dabei schonungslos ehrlich zu dir selbst.

- Bitte jetzt deine bessere Hälfte oder eine andere (einfühlsame) Vertrauensperson um Hilfe. Geht zusammen die Liste durch und stellt euch bei jedem Punkt die Frage, ob du in dieser Angelegenheit eine

Wahl hast. Wenn die Entscheidung bei dir liegt (und das ist in neun von zehn Fällen so), dann hör schlicht mit dieser Tätigkeit auf und verbringe keine Zeit mehr mit dieser Person. So einfach ist das.

- **Bereite dich gut darauf vor und führe mit höflichen Worten die erforderlichen Gespräche. Wenn nötig, schreibe einen Brief oder eine E-Mail. Lege deine Gründe dar, wo immer es möglich ist. Wenn dir leider keine Wahl bleibt (weil du familiären oder beruflichen Verpflichtungen nachkommen oder zum Beispiel bei der Organisation einer Veranstaltung helfen musst), dann trage mit deiner Vertrauensperson Ideen dafür zusammen, wie du den negativen Einfluss dieser Situation oder dieses Menschen auf dein Leben einschränken kannst. *Werde aktiv.***

Deine neue Haltung wird wohl so einige deiner Mitmenschen schockieren oder brüskieren, daher solltest du dir vorher überlegen, wie du damit umgehen willst. Bleib aber standhaft. Dein Verhalten steht nicht zur Debatte und braucht von niemandem abgesegnet zu werden. Es geht hier darum, dass dich dein Leben glücklicher macht. Wie ich immer sage: Unsere Zeit auf Erden ist viel zu kurz, um sie nicht glücklich zu verleben. Vergeude deine wertvollen Stunden also nicht mit Dingen oder Menschen, die dir nicht wichtig sind.

Das wahre Selbst entdecken

Deinen Bindungsstil zu kennen oder zu wissen, auf welcher Stufe der Bedürfnispyramide du dich im Moment befindest, wird deine Situation *nicht augenblicklich* verbessern. Aber es kann dir dabei helfen, mehr Bewusstsein zu entwickeln, durch das du einschränkende, schädliche Verhaltensmuster ablegen kannst. Wie weiter oben erwähnt, kannst du solche Dynamiken erst aufgeben, wenn du sie verstehst, und dadurch endlich Kindheitserfahrungen überwinden, durch die du unterschwellig geprägt wurdest.

Bisher mag dich deine Vergangenheit definiert haben. Jetzt aber kannst du Erwartungen ziehen lassen, dich selbst finden und dir ein neues Leben erschaffen.

Natürlich kann sich das Bewusstsein auch weigern, diese Anstrengung zu unternehmen. Es ist nicht immer einfach, zu erkennen oder uns einzugestehen, was wir besser ändern sollten. Manchmal ist der Wunsch, in der »Komfortzone« vertrauter Verhaltensweisen zu verharren, eben übermächtig. Von Zeit zu Zeit zwingt uns das Leben aber zu Veränderungen, durch eine Krise oder einen Zusammenbruch oder einfach dadurch, dass wir es leid sind, weiter auf die gleiche Weise zu leben.

Während du den Prozess durchläufst, hast du vielleicht nicht das Gefühl, dass du für dich etwas Positives oder Wertvolles tust. Mehr Bewusstsein führt aber zu neuen Erkenntnissen, die Erleuchtung und Entfaltung mit sich bringen. Darauf folgen Erneuerung und Veränderungen, die du vielleicht nie für möglich gehalten hättest. Sie werden Hindernisse aus dem Weg räumen, die dich von Wachstum und Weiterentwicklung abgehalten haben.

Durch die von mir zur Verfügung gestellten Hilfsmittel können meine Patienten verstehen, *warum* sie tun, was sie tun – es sind die gleichen Hilfsmittel, die ich in diesem Buch mit dir teile. Sie helfen dabei, nötige Einsichten zu gewinnen, um sich von Verhaltensmustern befreien zu können. Viele Patienten ärgern sich darüber, dass sie diesen Prozess des »Erwachens« nicht schon früher im Leben durchlaufen haben. Es frustriert sie, solche Verhaltensweisen so lange fortgesetzt zu haben, wodurch sie sich geradezu von sich selbst hintergangen fühlen.

Sie werden sich darüber klar, dass sie aufgrund einschränkender Grundüberzeugungen in einem auf andere ausgerichteten Leben gefangen waren. Dass sie jahrelang den Kopf in den Sand gesteckt und für ihr Leben keine anderen Möglichkeiten gesehen haben, haben sie erst gemerkt, nachdem sie sich von diesen Überzeugungen befreit haben. Aber daran sind sie nicht selbst schuld. Eine Meeresschildkröte kann auch nicht begreifen, dass die (vermeintlich) helfenden Hände eines Menschen die Programmierung ihres Gehirns verändert haben. Bei uns ist es genauso.

Wenn ich selbst mein Leben Revue passieren lasse, erfüllt mich Traurigkeit beim Gedanken an den zurückgelegten Weg. Ich erinnere mich noch gut an meine Legasthenie-Diagnose. Zu diesem Zeitpunkt habe ich endlich verstanden, wieso ich immer auf eine bestimmte Art und Weise gepaukt habe und warum mir seit jeher das Lesen so schwergefallen ist. Mir kommt eine Situation in den Sinn, in der mich mal ein Lehrer aufgefordert hatte, aus einem Buch laut vorzulesen. Obwohl ich innerlich von Panik und Beklemmung erfasst war, habe ich mich durch den Text geackert. Weil die Aussprache gewisser Wörter für mich schwierig war (und es heute immer noch ist), haben andere Schüler über mich gelacht. Ich habe mich ganz furchtbar geschämt, aber weitergemacht, deshalb kann ich im Nachhinein nachvollziehen, warum die Lehrer nichts gemerkt haben. Ich hatte eben gelernt, meine Gefühle nicht zu zeigen. Das ist für mich ein Paradebeispiel für die zweiseitigen Verhaltensmuster bei HFA. Erkennst du so etwas bei dir auch wieder?

SELBSTERKUNDUNG

Schreibe fünf Wörter auf, die deine Kindheit beschreiben. Zum Beispiel: schwierig, Unterstützung, spannend, Zuneigung, verwirrend.

- **Welche dieser Begriffe prägen auch weiterhin dein Leben als Erwachsener?**
- **Welche Einsichten über deine Verhaltensmuster kannst du aus diesen Begriffen gewinnen? Zum Beispiel: »Unterstützung« und »Zuneigung« wirken sich beide darauf aus, wie ich in Beziehungen nach Rückhalt suche und ihn auch selbst biete. »Spannend« hat dazu beigetragen, dass ich offen für neue Erfahrungen und Herausforderungen bin. »Verwirrend« steht sinnbildlich dafür, dass ich oft dichtmache, weil ich die Sichtweise anderer nicht nachvollziehen kann.**
- **Welche davon würdest du gern ändern?**

Der Pfad zur Selbsterkenntnis

Durch Selbsterkenntnis sollst du besser verstehen, warum du dich so fühlst, wie du dich fühlst, warum du denkst, was du denkst, und warum du dich auf eine bestimmte Weise verhältst. Sie spiegelt wider, wie du dich siehst, und kann zu persönlichem Wachstum führen.

Zunehmendes Bewusstsein für deine Einstellung der Welt gegenüber ist entscheidend für die Entwicklung von sicheren Beziehungen.

Darüber, wie unser Unterbewusstsein funktioniert, wissen wir vieles noch nicht. Es ist aber offensichtlich, in welch großem Maße es unser Verhalten beeinflusst.

Wollen wir Einsichten darüber gewinnen, wie wir uns der Welt präsentieren, dann müssen wir uns auch den Raum dafür geben, innezuhalten und mehr Bewusstsein zu entwickeln.

Wenn wir weiter unter dem Einfluss der in unserer Kindheit entstanden Verhaltensmuster stehen, laufen wir auf Autopilot und hängen in einer Endlosschleife fest, obwohl sich unsere Situation vielleicht längst verändert hat.

Es gibt eine Geschichte über Elefantenjunge, die in Gefangenschaft Ketten tragen, um zu lernen, dass sie nicht entkommen können. Wenn die Tiere älter sind, werden diese Ketten gegen Seile ausgetauscht. Mittlerweile sind die Elefanten so stark, dass sie die Seile problemlos zerreißen könnten. Das tun sie aber nicht, weil sie davon ausgehen, dass sie weiterhin Ketten tragen. Sie haben in jungen Jahren gelernt, dass sie nicht entkommen können, und sind durch diese Überzeugung später genauso gefangen wie damals durch die tatsächlichen Ketten.

Diese ziemlich traurige Geschichte steht als Sinnbild dafür, wie auch wir durch unsere metaphorischen Ketten zurückgehalten werden, weil uns gewisse Dinge aus unserer Kindheit immer noch begleiten. Unser Gehirn ist darauf trainiert, für unsere Sicherheit zu sorgen. Deshalb begünstigt es Verhaltensweisen, die uns vor dem in unserer Kindheit erlernten Gefühl des Nicht-gut-genug-Seins schützen. Mit der Zeit werden diese Verhaltensweisen aber nach und nach zu Ketten, durch die wir im Leben unser Potential nicht voll ausschöpfen. Und davon befreien können wir uns nur durch zunehmende Selbsterkenntnis.

Wurdest du zum Beispiel in deiner Kindheit oft von deiner Mutter zurückgewiesen, wenn du sie gebraucht hättest, dann hast du aufgrund dieser Erfahrungen vielleicht gewisse Ansichten oder Überzeugungen über dich selbst, andere und die Welt entwickelt. Du denkst möglicherweise, dass du wertlos und nicht liebenswert bist und deshalb zurückgewiesen werden wirst, wenn du je um etwas bittest. Oder du bist zu dem Schluss gekommen, dass du anderen Menschen nicht trauen und nicht auf sie zählen kannst. Dadurch hast du dich daran gewöhnt, Dinge allein zu erledigen, und gelernt, dich auf dich selbst zu verlassen.

Solche Gefühle werden aber nicht ewig in deinem Inneren verborgen bleiben – an irgendeinem Punkt in deinem Leben können sie als Frust, Verbitterung oder Wut an die Oberfläche steigen, wenn jemand deinen Erwartungen nicht gerecht wird. Du bist durch deine Erinnerungen an deine Vergangenheit gebunden. Um dich zu befreien, musst du zuerst verstehen, dass du längst keine Ketten mehr trägst.

Fragen zur Selbsterkundung

- Wann zeigst du dich dir gegenüber am kritischsten? Zum Beispiel bei der Arbeit, in der Beziehung, in der Öffentlichkeit oder allein zu Hause?
- Gibst du im Streben nach Anerkennung von außen manchmal vor, jemand zu sein, der du gar nicht bist?

- Gibt es bestimmte Menschen, in deren Anwesenheit du dich unwohl oder empfindlicher als sonst fühlst? Haben sie irgendetwas gemeinsam?
- Wann hast du den Eindruck, dass dein Selbstwertgefühl zunimmt?
- Welches Urteil anderer fürchtest du am meisten?
- Meinst du, dass dich einige deiner Überzeugungen einschränken?
- Kannst du dir frühe Erfahrungen von Zurückweisung in Erinnerung rufen?

Bilanz ziehen

Du bist fast am Ende von Schritt 2. Wie geht es dir an diesem Punkt? Nimm dir einen Moment Zeit, um sacken zu lassen, was du über dich gelernt hast, und klopf dir ruhig selbst auf die Schulter. Dass du es bis hierher geschafft hast – dieses Buch liest, dich in den Prozess mit einbringst und genug Neugier zeigst, um weiterzumachen – ist bereits ein Zeichen von großem Mut und innerer Stärke.

Du hältst selbst den Schlüssel dazu in der Hand, dich von deinen inneren Überzeugungen und Verhaltensweisen zu lösen und dich zu befreien, statt weiter festzustecken. Sei stolz auf dich, auf das bereits Erreichte und darauf, dass du mehr in die Tiefe gehen und dich noch besser verstehen willst. Die Reise ins eigene Ich kann manchmal schwierig und äußerst emotional sein. Das Angelernte mit deiner Schattenseite in Einklang zu bringen, ist nicht so einfach. Wer genug Kraft hat, um weiterzumachen, wird am Ende aber reich belohnt. Und ich glaube daran, dass du stark genug bist.

ZUSAMMENFASSUNG SCHRITT 2

Ich hoffe, du hast jetzt einen Überblick darüber gewonnen, wie HFA entsteht und wie wir die damit einhergehenden Verhaltensweisen nach und nach *ablegen* können, wenn wir ihre *Ursachen* erkennen. Nutze die Gelegenheit, um die Bilder und Muster genauer zu erkunden, die du seit deiner Kindheit mit dir herumträgst. Mach dir bewusst, wie sie sich in Form von HFA und dem Gefühl zeigen, nicht gut genug zu sein. Das gewonnene Verständnis wird in deinem Unterbewusstsein neue Einsichten reifen lassen und sie ans Licht bringen. Denk daran: Dir selbst genug Zeit und Raum zuzugestehen, um dir über gewisse Sachen klar zu werden, kann große Veränderungen anstoßen.

Und der Moment für Veränderungen ist jetzt gekommen. Vielleicht hast du im Leben viel Energie auf die wahrgenommenen Ansprüche anderer verwendet. Jetzt hast du die Gelegenheit, mal innezuhalten, in dich zu gehen und Bilanz zu ziehen. Indem du auf den Prüfstand stellst, analysierst und verarbeitest, was du bisher geschafft oder noch nicht geschafft hast, kann du für dich gegenwärtig wichtige Werte, Absichten und Ziele überdenken und neu formulieren. Überlege dir, was für dich persönlich von Bedeutung ist. Wie sehen deine Bedürfnisse und Wünsche aus? Worin besteht der Sinn deiner Existenz? Was möchtest du mit den Jahren anfangen, die noch vor dir liegen?

Es ist möglich, Altes auszusortieren, um Platz für Neues zu schaffen. Gib dir jetzt die Erlaubnis, zu sein, wer du bist – zu tun, was du tun willst, und nicht nur das, was *deiner Ansicht nach* von dir erwartet wird. Nachdem der Prozess des *Verlernens* abgeschlossen ist, geht es nun ans *Lernen*. In den nächsten drei Schritten stelle ich dir die Hilfsmittel vor, die du für dein neues Leben brauchst. Bist du bereit?

TEIL 2

Lernen

SCHRITT 3

Bemühe dich um einen neuen Zugang zu dir selbst und überwinde deine Ängste

Ich (Therapeutin): »Wenn ich Sie richtig verstanden habe, wollen Sie diese Präsentation bei der Arbeit also nicht übernehmen?«

Patientin: »Genau, weil ich mich damit unwohl fühle.«

Ich: »Was meinen Sie mit ›unwohl‹?«

Patientin: »Man erwartet von mir, dass ich dieses Thema vorstelle und genauestens darüber Bescheid weiß. So viel Ahnung habe ich aber gar nicht.«

Ich: »Was würde denn passieren, wenn Sie irgendetwas sagen, was nicht hieb- und stichfest ist?«

Patientin: »Dann würde das Team schlecht über mich denken und mich für dumm halten.«

Ich: »Ihnen bereitet es also Sorgen, was die Leute von Ihnen halten werden, wenn Sie etwas ›falsch‹ machen?«

Patientin: »Ja, weil sie mich dann nicht mehr respektieren würden.«

Ich: »Demnach haben Sie Angst vor Zurückweisung?«

Patientin: »So habe ich das noch nie betrachtet, aber ja … Ich will nicht den Eindruck erwecken, dass ich den Anforderungen nicht gewachsen bin.«

Um sich selbst gut zu kennen und als die Person zu akzeptieren, die man wirklich ist, muss man manchmal einen langen Weg auf dem Pfad der Selbsterkenntnis zurücklegen. Wenn du dich bis hierher eingebracht hast, dann bist du allerdings auf dem besten Weg. Lege nun eine Verschnaufpause ein und halte einen Moment inne. Ich kann mir schon denken, was dir jetzt durch den Kopf geht: *Aber ich habe doch gerade erst die Erkenntnis gewonnen, warum ich mich so fühle, wie ich mich fühle, und wo das herrührt. Ich bin in die Tiefe gegangen und habe mich mit Aspekten meiner Persönlichkeit auseinandergesetzt, von denen ich eigentlich gedacht hatte, dass sie für immer verborgen bleiben würden. Dabei sind viele Ängste zum Vorschein gekommen, als ich Schicht um Schicht abgetragen habe. Und ausgerechnet jetzt soll ich … eine Pause einlegen?*

Nein, nicht direkt. Aber jetzt ist der Zeitpunktgekommen, an dem wir gemeinsam eine Inventur von alldem machen, was wir entdeckt haben, indem wir nach Klarheit suchen. Wie ich weiter oben bereits ausgeführt habe, ist HFA in dem Gefühl der Angst verwurzelt. In den Schritten 1 und 2 hast du daran gearbeitet, die Ursprünge dieser Angst zu erkennen und ans Licht zu holen. Bevor wir weitermachen, musst du diese Ängste *verstehen*. Erst dann kannst du nach vorn sehen und nach völliger Freiheit streben.

Wenn wir begreifen, was unsere Angst uns sagen will, können wir uns von unserer bisherigen Lebenseinstellung verabschieden und nach neuen Wegen suchen.

Oft sagen Patienten zu mir: »Aber ich wüsste gar nicht mehr, wer ich bin, wenn ich mich von der Angst verabschiede.« Diese Ungewissheit ist ein wichtiger Bestandteil des Prozesses, wenn wir unsere Furcht ziehen lassen wollen. Wer bist du, wenn du nicht länger von ihr angetrieben wirst?

Die Logik hinter unseren Verhaltensmustern verstehen

In Schritt 2 haben wir in die Vergangenheit geschaut, um zu erkennen, wie sich HFA als Folge von Kindheitserfahrungen entwickeln kann. Wir haben unsere Kernüberzeugungen auf den Prüfstand gestellt, uns mit den vier Bindungsstilen und dem Thema Bedürfnisse auseinandergesetzt und analysiert, wie sich Erfahrungen aus jungen Jahren noch im Erwachsenenalter auf unser Leben auswirken. Das war der Prozess des *Verlernens.*

Ich habe dabei von Parallelen zu einem Archäologen gesprochen, der sich durch etliche Schichten hindurchwühlen muss, um auf Relikte der Vergangenheit zu stoßen. Ist er jedoch am tiefsten Punkt des Grabens angekommen, muss er sich die dort gefundenen Gesteinsschichten auch gut angucken und all die Erde sieben, damit ihm keine noch so kleine Information entgeht. Bei unserem Entdeckungsprozess ist es genauso. Obwohl wir bereits wissen, woher unsere Verhaltensmuster stammen, bleibt uns noch die Arbeit der

Analyse. Sie ist der erste Schritt beim *Erlernen* einer neuen Art zu leben.

In unserer frühen Kindheit hängt unser Leben von den Menschen ab, die für uns da sind und uns mit dem versorgen, was wir brauchen. Wenn unsere Bezugspersonen unsere Sicherheit nicht gewährleisten und körperliche sowie emotionale Bedürfnisse nicht befriedigen, werden wir später (unbewusst) andere Mechanismen finden, um sie zu stillen. Es kann auch sein, dass wir Wut auf die Bezugspersonen entwickeln, die uns nicht unterstützt haben, dass wir uns durch sie im Stich gelassen fühlen oder ein schlechtes Gewissen haben, weil wir ihnen eine Last waren und zu viel verlangt haben.

Es ist unser Los, mit den Überzeugungen, Mustern und Erwartungen aus unserer Kindheit zu leben, bis wir sie uns bewusst machen und die Logik dahinter verstehen. Erst dann können wir den Ereignissen eine neue Bedeutung verleihen.

Der schwierigste Teil des Prozesses besteht darin, uns die Existenz unserer Schattenseite und der Verhaltensmuster, die sich in unserem Leben zeigen, einzugestehen. Diese Aufgabe haben wir bereits erledigt. Jetzt ist es an der Zeit, noch mehr in die Tiefe zu gehen und uns mit den Hilfsmitteln auszurüsten, die wir im Leben brauchen werden, wenn wir nach vorn schauen wollen. Durch eine objektive Analyse unserer Muster und Lebensregeln können wir besser verstehen, wie sie entstanden sind. Wir können endlich damit aufhören, immer und immer wieder die gleichen Verhaltensweisen zu zeigen.

Unsere Dynamiken und Regeln fürs Leben ans Licht zu holen und ihre Ursprünge zu ergründen, ist der erste Schritt auf dem Weg zu Freiheit und innerem Frieden.

Der Körper hat sein eigenes Gedächtnis und speichert alte Gefühle ab. Wenn wir von unseren Bezugspersonen enttäuscht werden und die dadurch entstandene Wut unterdrücken, führt das allerdings zu einschränkenden Verhaltensweisen, und wir verlieren dadurch den Zugang zu unserer inneren Kraft. In unsere Vergangenheit können wir aber zurückkehren, um Kontakt zum früheren Zorn und Schmerz aufzunehmen. Dadurch setzen wir diese blockierte und unterdrückte Energie frei, speisen unsere Seele und verleihen Körper und Geist frischen Schwung.

Das Verständnis unserer Verhaltensmuster bringt neue Stärke mit sich, die uns dabei hilft, unser Leben selbst in die Hand zu nehmen. Wenn wir in die Tiefe gehen, werden wir innere Kraft und ein Gefühl der Unabhängigkeit finden, durch die Sinn und Ziel unseres Lebens neu ausgerichtet werden könnten.

Das klingt alles ganz wunderbar und kann es auch sein. Um diesen Punkt zu erreichen, müssen wir zunächst aber einen langen Prozess durchlaufen. Dabei fühlt es sich unterwegs manchmal so an, als würden die Grundfesten unseres Lebens erschüttert und die Erde unter unseren Füßen wanken. Es fällt nämlich schwer, Bekanntes und Vertrautes loszulassen, selbst dann, wenn unser Leben mit den alten Strukturen nicht sehr zufriedenstellend war. Während sich gewisse Aspekte unseres Wesens längst an die Oberfläche zu kämpfen versuchen, klammern wir uns immer noch an das bislang Bestehende und Bekannte.

Die nötigen Veränderungen wirken wie eine Bedrohung unserer Existenz, da uns unsere alten Strukturen oder Verhaltensmuster ein Gefühl von Sicherheit und Geborgenheit vermittelt haben. Es kann sogar vorkommen, dass uns Geschehnisse von außen zu einer Auseinandersetzung mit uns selbst zwingen und wir trotzdem noch versuchen, an unserem bisherigen Leben festzuhalten. Während bereits die Strukturen unseres alten Daseins in sich zusammenstürzen, klammern wir uns weiter an unsere Lebensweise und hoffen, dass das Beben irgendwann aufhört. Aber so schwierig es im konkreten Moment auch sein mag: So ein Bruch gehört mit dazu, wenn wir loslassen wollen, und zwar aus gutem Grund. Wir nehmen hier Kontakt zum Kern unseres Wesens auf und gewinnen unsere Kraft zurück.

Zum Kern unseres Wesens zurückfinden

Viele von uns glauben an ein tief in unserem Inneren liegendes Selbst, an einen Kern des Wesens, der uns über unser Unterbewusstsein den Weg weist, der Wachstum und Entfaltung steuert. So wie der Kern einer Birne weiß, dass er nicht zu einem Apfel-, sondern zu einem Birnbaum heranwachsen wird, so weiß auch das Herzstück von uns genau, was aus uns mal werden soll und wie wir dieses Ziel erreichen können. Wenn jemand darüber spricht, dass er »auf sein Bauchgefühl vertraut«, dann meint er vielleicht diesen Teil tief in seinem Inneren. Mit Vertrauen haben wir Menschen mit HFA aber Probleme, weshalb uns der Zugang zu diesem Kern unseres Wesens verwehrt bleibt.

Wenn wir aber lernen, uns wieder zu vertrauen, in Stille in uns gehen und den Pfad in Richtung Frieden einschlagen, können wir den Kern unseres Wesens und damit uns selbst wieder neu entdecken. Konzepte wie Individualisierung, Selbstverwirklichung, Selbsterfüllung und Erwachen beziehen sich auf diesen Prozess. Dabei entwickeln wir uns zu dem, was wir werden sollen, indem wir Sinn und Weisheit aus unserer Vergangenheit gewinnen. Wir wachsen durch das, was wir erlebt haben.

Selbst dann, wenn wir nicht an einen Kern des Wesens als inneren

Wegweiser glauben, können wir unser Leben kreativer und erfolgreicher gestalten, indem wir ihm einen Sinn verleihen. Deshalb müssen wir das Erdbeben seinen Lauf nehmen, es die alten einschränkenden Strukturen zerstören lassen, um Platz für Neues zu machen. Das ist die einzige Möglichkeit, die Kraft in unserem Inneren wieder anzuzapfen.

Durch einen neuen Zugang zum Kern unseres Wesens und der dazugewonnenen Kraft werden wir uns vollkommener fühlen, mit uns selbst verbunden, lebendiger und geerdet. Das ist wirklich wunderschön.

Mit unserer gestärkten Selbstsicherheit können wir problemlos Entscheidungen treffen und selbst in überwältigenden oder beängstigenden Situationen darauf vertrauen, dass alles in Ordnung kommt. Wenn wir diesen Prozess in Gang setzen, gehen wir immer mehr in die Tiefe. Wie im Erdreich verborgene Edelsteine kommen dabei vielleicht nicht zum Ausdruck gebrachte positive Charaktereigenschaften zum Vorschein, die wir versteckt hatten und auf die wir selbst nicht mehr zurückgreifen konnten.

Jetzt ist es an der Zeit, das in Schritt 1 und 2 Gelernte (und Verlernte) zu nutzen und uns für ein ganz neues Leben zu entscheiden. Wenn wir bis zur Wurzel von HFA vordringen, können wir endlich verstehen, woher diese Störung stammt und wie sie uns und unser Verhalten beeinflusst.

HFA entspringt der Angst, das ist uns jetzt bewusst. Wollen wir sie überwinden, dann müssen wir einen neuen Umgang mit dieser Angst entwickeln – gemeinsam mit ihr einen Tanz aufs Parkett legen, statt uns von ihr beherrschen zu lassen. Gelingen kann das erst, wenn wir verstehen, was unsere Furcht uns sagen will, und das ist bei jedem anders. Erst durch den Kontakt mit dem Kern unseres Wesens können wir loslassen und unser Leben neu ausrichten.

Der HFA-Erste-Hilfe-Kasten

Wodurch es dir gelingen wird, dein Leben umzukrempeln, kann niemand unfehlbar vorhersagen. Jeder ist anders, und was bei dem einen Wunder wirkt, bringt dem anderen vielleicht nichts. Es geht darum, unterschiedliche Sachen zu testen und herauszufinden, was für dich funktioniert. Damit du mit diesem Prozess loslegen kannst, gebe ich dir hier ein umfassendes Rüstzeug mit auf den Weg.

Probiere also die folgenden HFA-Hilfsmittel einmal aus, um zu sehen, was sich für dich gut anfühlt. Vergiss dabei nicht, dir selbst voller Mitgefühl zu begegnen! Du verlernst und veränderst hier Dinge, die dich jahrelang geprägt haben, und das erfordert Zeit. Vertraue also darauf, dass sich irgendwann positive Entwicklungen zeigen.

Wenn du ein *Star-Wars*-Fan bist, dann findest du vielleicht folgende Parallele hilfreich. (Wenn nicht, geh direkt zu Hilfsmittel 1 weiter.) Yoda wird in *Star-Wars*-Zirkeln gern mit einem Satz zitiert, den er zu einem seiner Schüler gesagt haben soll: »Geduld du haben musst, junger Padawan.« Um ein Jedi zu werden, muss man den Blick von seiner Umgebung lösen und das Rauschen der Welt ausblenden können, um die Macht zu spüren und die Kontrolle darüber zu gewinnen. Das Gleiche müssen wir auch tun – ganz im Hier und Jetzt verankert sein, um unsere Gefühle in die richtigen Bahnen zu lenken.

Hilfsmittel 1: Sich von Erwartungen lösen

An einem gewissen Punkt im Leben hatte ich die Nase voll davon, dass ich immer wieder enttäuscht wurde und mit gebrochenem Herzen zurückblieb, weil sich die Dinge nicht so entwickelt hatten wie *von mir erhofft*. Nachdem ich mir die Sache lange durch den Kopf hatte gehen lassen, versuche ich jetzt im Allgemeinen, keine Erwartungen mehr aufzubauen. Ich bemühe mich darum, den Dingen einfach ihren Lauf zu lassen und zu sehen, wie sie ausgehen werden. Diese »Strategie« oder Lebenseinstellung hat bei mir für mehr inneren Frieden und Akzeptanz dem Leben, seinen Ereignissen und mir selbst gegenüber geführt.

Okay, oft würde ich mir gern selbst in den Hintern treten, wenn ich mal wieder mit gewissen Erwartungen an etwas herangegangen bin. (Das ist eine hartnäckige Angewohnheit, die man schwer komplett ablegen kann.) Aber ich verlerne hier ja auch etwas, das lange Jahre für meine Verhalten charakteristisch war.

Eine Erwartung ist ein Bedürfnis, ein Wunsch, eine Überzeugung oder ein emotionales Vorgreifen auf eine *zukünftige Vision* von uns selbst, einen Vorgang oder ein Ereignis. Erwartungen können realistisch oder unrealistisch sein, und was zu Schmerz, Leiden und Frust führt, sind meistens die unrealistischen. Wir können hier festhalten, dass nicht alle Erwartungen negativ sind. Was uns ins Straucheln bringt und zum Scheitern verurteilt, sind zu hohe Erwartungen.

Wenn wir etwas erwarten, dann glauben wir daran, dass sich etwas *auf eine gewisse Weise* abspielen wird. Aber die Dinge laufen nicht immer nach Plan, und manchmal stellen wir uns auch etwas vor, das gar nicht realistisch ist. Wenn das Erwartete nicht eintrifft, sind wir enttäuscht und letztlich sogar verbittert. Unerfüllte Erwartungen haben einen derart großen Effekt, dass sie unsere Wahrnehmung von uns selbst und den Menschen um uns herum negativ beeinflussen.

FALLSTUDIE

Diane hat eine Freundin, die sie ewig nicht gesehen hat. Die Freundin meldet sich und sagt zu Diane, dass sie für einen gemeinsamen Abend in die Stadt kommt, um Dianes Geburtstag zu feiern. Diane ist begeistert und geht davon aus, dass ihre Freundin einen Tisch in einem tollen Restaurant reserviert hat. Als sich die beiden treffen, fragt die Freundin allerdings: »Okay, wo würdest du gern hingehen?«

Das frustriert Diane, weil es für sie so geklungen hatte, als wäre bereits alles geplant. Durch die Situation drängt sich ihr der Gedanke auf, dass sie nicht gut genug und nicht wichtig ist. Sie empfindet Enttäuschung und kommt sich dämlich vor, weil sie zu glauben gewagt hatte, dass ihre Freundin bereits etwas für ihren Geburtstag organisiert hat.

Das KIND, das mit Angst und Ungewissheit darüber aufwächst, ob es liebenswert ist = der ERWACHSENE, der zu hohe Erwartungen an sich selbst und andere stellt.

Wenn du dich von Erwartungen lösen willst, musst du dich erst einmal mit dir selbst auseinandersetzen. Dafür ist Ehrlichkeit vonnöten und die Bereitschaft dazu, sich zu öffnen. Jeder mag das Ziel auf andere Weise erreichen, eine erfolgversprechende Methode besteht aber darin, einfach dazusitzen und sich auf seine Atmung zu konzentrieren.

IN-SICH-GEHEN DURCH BEWUSSTES ATMEN

Suche dir ein ruhiges Eckchen, in dem du nicht unterbrochen wirst und stelle dir einen Wecker für den zur Verfügung stehenden Zeitraum, fünf oder zehn Minuten oder auch mehr. Selbst ein kurzer Moment kann sich positiv auswirken.

- **Setze dich bequem hin und konzentriere dich auf deine Atmung. Stelle dir dabei Wellen vor, die am Ufer sanft vor und zurück rollen. Bring deinen Atem in Einklang mit dem Rhythmus dieses Bildes und lass wie die Wellen deine Gedanken kommen und gehen. Schenke jedem davon Aufmerksamkeit, bevor er mit der Brandung wieder davonzieht.**

- **Beschäftige dich dann mit dieser Frage: Wer bin ich in diesem Moment? Überlege, wer du gern sein würdest, ohne etwas zu erzwingen. Lass die Antworten spontan an die Oberfläche steigen. Vielleicht fällt dir diese Übung am Anfang schwer, sodass du sie nur eine Minute durchhalten kannst. In Bezug auf die Länge gibt es kein Falsch oder Richtig, aber bleib bitte dran. Der Prozess des Wandels ist ein Marathon, kein Sprint.**

Wenn du etwas verändern willst, muss dir zunächst einmal klar sein, dass gewisse Dinge für dich ein Problem darstellen. Um Erwartungen loszulassen, solltest du dir in einem ersten Schritt also eingestehen, dass du überhaupt *Erwartungen hast*, und genauer ergründen, wie sie aussehen.

Fragen zur Selbsterkundung

- Welche Forderungen stellst du an dich selbst?
- Was erwartest du von anderen? (Schreibe ruhig konkrete Namen auf, wenn du möchtest.)
- Von welchen Annahmen gehst du in Bezug auf dein Leben, deine Träume von der Zukunft und auf die Welt im Allgemeinen aus? Wie fühlt es sich an, wenn sie nicht erfüllt werden?

Hilfsmittel 2: Herzenswünsche neu entdecken

Wenn wir mutig sein wollen und unser Herz wieder öffnen möchten, dürfen wir nicht länger danach streben, uns durch Bestätigung von außen gut genug zu fühlen. Was wir uns wirklich wünschen und was wir anderen zeigen, hat einen Berührungspunkt: die Angst davor, dass andere negativ über uns denken und uns für unzureichend erachten. Sie führt zu Ablehnung und der Überzeugung, dass wir nicht gut genug sind.

FALLSTUDIE

Shane kam es beim Heranwachsen immer so vor, als würde er anderen zu viel werden. Deshalb zeigt er sich überverantwortlich und kommt mit Konflikten nicht gut klar. In seinen Beziehungen erreicht er für gewöhnlich einen Punkt, an dem er sich wohlfühlt und das Gefühl hat, verstanden zu werden. Wenn er sich aber öffnet und Intimität zulässt, wenn er sich verletzlich zeigt und eine normalerweise verborgene Seite seiner selbst offenbart, dann sieht die andere Person plötzlich keine Zukunft mehr für die Beziehung und trennt sich von ihm.

Shane ist in dieser Situation von Scham zerfressen und macht sich Vorwürfe. Er zieht sich wieder in sein Schneckenhaus zurück, versteckt sich und schluckt den Schmerz darüber hinunter, sich selbst als nicht gut genug zu empfinden. Dann schwört er sich, sich nie wieder jemanden gegenüber verletzlich zu zeigen, weil er die gerade erlebte Zurückweisung nicht noch einmal durchmachen will.

Das KIND, das anderen beim Heranwachsen zu viel zu werden schien = der ERWACHSENE, der sich darüber Sorgen macht, was seine Mitmenschen von ihm denken, und Zurückweisung fürchtet.

Erst durch das Überwinden unserer Angst können wir es uns erlauben, uns verletzlich zu zeigen, weil wir uns vertrauen und auch ohne Anerkennung von außen wirklich daran glauben, gut genug zu sein. Wir können nicht kontrollieren, wie sich andere Menschen uns gegenüber verhalten werden, aber wir können für uns selbst einstehen und zum Ausdruck bringen, was wir wirklich wollen. Um das zu erreichen, müssen wir vielleicht manchmal innehalten und in uns gehen, aber wir vertrauen darauf, dass mit uns alles in Ordnung ist.

Fragen zur Selbsterkundung

Schreibe die folgenden Fragen zur Selbsterkundung entweder auf ein Blatt Papier oder lies sie dir laut vor. Dann lass dir Zeit und denk gut über deine Antworten nach. Du brauchst vielleicht mehr als einen Anlauf, um wirklich zu ergründen, was du dir aus tiefstem Herzen wünschst.

Sei ehrlich. Bei dieser Übung solltest du deiner Angst oder der Frage, was andere über dich denken mögen, keinen Platz einräumen. Hier geht es nur um dich und dieses Blatt Papier, das bloß für deine Augen bestimmt ist. Du brauchst dich also nicht zurückzuhalten. Mit diesen Fragen kannst du jede Art von Beziehungen in deinem Leben analysieren, nicht nur Liebesbeziehungen.

- Was wünscht sich dein Herz? Wonach sehnt es sich?
- Welche Verhaltensweisen hast du entwickelt, um die Befriedigung deiner Bedürfnisse zu gewährleisten? Nenne auch kleinste Gesten.
- Wodurch fühlst du dich geliebt?
- Was hält dich davon ab, anderen zu sagen, was du willst oder brauchst?
- Wenn Angst keine Rolle spielen würde, wie würdest du dann gern von anderen geliebt werden? Wie würde es aussehen, wenn jemand, der dich liebt, dir das auch zeigt?
- Was wünschst du dir wirklich von gewissen Personen (egal, ob von Verwandten, Freunden oder deiner besseren Hälfte)?
- Wir wollen alle für andere attraktiv sein. Wie willst du begehrt werden?
- Hast du Angst davor, dich verletzlich zu zeigen? Warum? Hat es mit der Sorge zu tun, vielleicht zurückgewiesen zu werden? Denkst du, dass du andere belastest? Wie kommst du auf diese Idee?

Hilfsmittel 3: Sich mit seiner Angst anfreunden

Wenn etwas für alle offensichtlich ist, es aber niemand anspricht, nennen wir das »den Elefanten im Raum«, und Angst ist wie dieser Elefant. Wir wissen, dass sie da ist, ignorieren sie aber, weil wir uns vor den möglichen Folgen fürchten, wenn wir ihre Gegenwart eingestehen. Jeder hat eine etwas andere Beziehung zu seiner Angst, ewig meiden kann sie aber niemand. Wie so oft im Leben ist der beste Ansatz, die Flucht nach vorn anzutreten und uns mit unserer Angst anzufreunden.

Vielleicht denkst du jetzt: *Lalitaa, was soll das denn? Ich soll mich mit meiner Angst anfreunden, wenn ich sie doch mein Leben lang gemieden und Strategien entwickelt habe, um mich sicher zu fühlen? Ja, genau das schlage ich vor. Vielleicht ist deine Angst riesig und gruselig, aber sie ist nun einmal da und wird auch nicht verschwinden. Sie wird dich immer begleiten, selbst wenn du sie noch so sehr meidest und ignorierst. Du kannst nicht davor weglaufen.*

Erinnerst du dich noch an Schritt 1, das zweiseitige Verhalten durch HFA und daran, wie es sich auf uns auswirkt? Wir haben dort darüber gesprochen, dass wir der Welt zeigen, was unserer Meinung nach von uns erwartet wird, und durch gewisse Verhaltensweisen ein Gefühl von Sicherheit erzeugen. Gleichzeitig meiden und leugnen wir, was wir eigentlich wollen und wer wir wirklich sind. *Das* ist der Elefant. Und wenn du an HFA leidest, dann befindet er sich nicht nur mit dir im Zimmer, dann trägst du ihn vielmehr in dir.

FALLSTUDIE

Joyce hat eine Freundin, die sich immer wieder bei ihr meldet, um mit ihr über ihre Beziehungsprobleme zu reden. Weil sie ihre Freundin nicht verärgern will, fällt es Joyce schwer, diese Anrufe nicht entgegenzunehmen. Also geht sie jedes Mal ran und unterbricht dafür regelmäßig, was sie gerade machen will oder muss. Aus Angst ist sie immer ansprechbar, obwohl es ihr oft nicht passt.

Joyce steht für diese Anrufe zur Verfügung, weil sie lieber ans Telefon geht, als den »Elefanten im Zimmer« anzusprechen, nämlich ihre Angst davor, ihre Freundin zu verärgern. Sie befürchtet, nicht mehr gebraucht zu werden und die Freundschaft in Gefahr zu bringen, wenn sie sich als nicht gut genug erweist und nicht mehr ständig für Gespräche zur Verfügung steht. Wenn sich Joyce aber mit dem »Elefanten« anfreundet, dann wird sie lernen, dass man im Leben ohne schlechtes Gewissen Grenzen setzen darf. Sie kann ruhig mal nicht rangehen oder ihrer Freundin klar und deutlich sagen, dass es ihr jetzt nicht passt. Es ist in Ordnung, sich selbst an die erste Stelle zu setzen. Wenn die andere Person eine gute Freundin ist, wird sie das verstehen.

Das KIND, das vom schlechten Gewissen geplagt wurde, wenn es andere verärgert hatte = die ERWACHSENE, die sich Sorgen darüber macht, andere zu enttäuschen.

Dich mit deiner Angst anzufreunden, mag auf den ersten Blick unmöglich wirken. Aber die Aufgabe erscheint vielleicht machbarer, wenn du bedenkst, dass Freundschaft oft mit Verständnis zu tun hat. Versuche als Erstes zu ergründen, warum du eigentlich Angst hast: Fürchtest du dich vor Zurückweisung, vor der Meinung anderer über dich oder davor, dass etwas schieflaufen könnte? Schlüssle deine Angst detailliert auf. Woher stammt sie genau?

Wenn du deine Angst erst besser verstehst, entscheide dich bewusst dafür, Zeit mit ihr zu verbringen und sie zu akzeptieren, statt vor ihr die Flucht zu ergreifen. Vertraue mir. Sobald du mit ihr warm geworden bist, wirst du dich fragen: *Warum bin ich davor nur davongelaufen?* Wenn du so etwas vorher noch nie gemacht hast, kann es eine Herausforderung darstellen, dich mit deiner Angst anzufreunden, und daher überwältigend wirken. Je mehr du dich darin übst, desto leichter wird es jedoch. Schließlich handelt es sich bei Angst nur um einen Mechanismus, durch den das Gehirn deine Sicherheit gewährleisten will. Der Schlüssel liegt darin, deine Angst gut genug zu kennen. Dann wirst du wissen, wann du auf sie hören und wann du dich von ihr lieber distanzieren solltest. Wenn du erst einmal verstehst, woher deine Furcht stammt, wirst du auch Möglichkeiten finden, mit ihr umzugehen. So wird der Elefant zu deinem Freund.

Fragen zur Selbsterkundung

Wenn du dir ehrlich eingestehen willst, welche Angst du verdrängst, dann stelle dir folgende Fragen:

- Was ist deiner Angst zufolge das Schlimmste, was passieren könnte?
- In welcher Hinsicht schränkt diese Angst dich ein?
- Warum hast du dich deiner Meinung nach bisher nicht damit auseinandergesetzt?

Hilfsmittel 4: Unausgesprochene Worte analysieren

Menschen mit HFA haben die Tendenz, sich auf die Zunge zu beißen, statt wirklich zu sagen, was sie denken. Bei einigen hängt es mit der Angst vor dem Urteil anderer zusammen. Andere gehen davon aus, dass das Teilen von Gedanken und Wünschen nichts bringt, weil ihre Bedürfnisse nur selten gestillt werden.

Natürlich können wir nicht den ganzen Tag herumlaufen und laut unsere Gedanken hinausposaunen, weil wir ständig Leute vor den Kopf stoßen würden. Es gibt durchaus einen Grund dafür, dass Konzepte wie Taktgefühl und Manieren existieren. Hier beziehe ich mich allerdings auf unausgesprochene Worte, die wir aufgrund von Ängsten nicht teilen. Es ist wichtig, uns mit diesen Worten auseinanderzusetzen und ihnen Gehör zu schenken, selbst dann, wenn es niemand sonst tut. Lasst uns einräumen, dass es sie gibt, um die Ängste zu überwinden, die uns zurückhalten.

Wenn wir uns mit Angst beschäftigen, dann müssen wir verstehen, was sie wirklich bedeutet. Oft geht es dabei um Dinge, die uns echt vorkommen, es aber gar nicht sind. Stellen wir uns mal vor, dass du dir als Kind die Hand an einer heißen Heizung verbrannt hast. Weil das Gefühl unangenehm war, will dich dein Körper davor schützen, so etwas noch einmal zu erleben. Er hat daher die Verbindung »Heizung = Vorsicht« erstellt. Da ist es ganz egal, ob eine Heizung warm, heiß oder kalt ist. Dein Körper wird bei allen von ihnen eine Haltung einnehmen, als wären sie glühend heiß und könnten dir wehtun. Er lässt dich mit Vorsicht handeln.

Ähnlich sieht es mit unseren Gefühlen aus. Vielleicht wurdest du in deiner Kindheit mal angeschnauzt oder verspottet, als du ganz unbedarft deine Emotionen gezeigt hast. Dann hast du womöglich verinnerlicht, dass du deine Gefühle besser nicht zum Ausdruck bringst, weil du damit anderen zu viel wirst oder es zu unangenehmen Situationen führen kann. Du hast Überzeugungen über dich selbst entwickelt, eine gewisse Einstellung und Zurückhaltung, weil du nicht wieder das Warnsignal »Scham« verspüren willst. Scham ist kein angenehmes Gefühl, daher vermeidest du es, deine wahren Gedanken preiszugeben oder andere zu »nerven«, um so etwas nicht wieder zu empfinden. Du schluckst deine Gefühle hinunter.

Deshalb ist es so wichtig, dich (ohne Schuldzuweisungen) mit deiner Kindheit auseinanderzusetzen, zu verstehen, wie du beim Heranwachsen die Welt wahrgenommen und welche Überzeugungen du über sie, andere Menschen und dich selbst entwickelt hast. Dir über Unausgesprochenes Gedanken zu machen, lässt dich deutlicher erkennen, wann du dich selbst zurückhältst, um es anderen recht zu machen. Die Beschäftigung damit wird dir bewusster machen, wie du dich Tag für Tag anderen gegenüber präsentierst und wie empfindsam du auf die Welt um dich herum reagierst. Ein weiterer wichtiger Faktor, der hier mit hineinspielt, ist dein Umgang mit Scham. Du magst in der Vergangenheit gelernt haben, sie zu verbergen. Ignorieren kannst du sie aber nicht.

FALLSTUDIE

Laura ist seit sieben Jahren mit ihrem Partner zusammen, mit dem sie auch ein Kind hat. In letzter Zeit findet sie ihn oft anstrengend und wird dann ihm gegenüber schnippisch. Wenn sie ihr Missfallen zum Ausdruck gebracht hat, rudert sie aber jedes Mal zurück, entschuldigt sich und schiebt Müdigkeit als

Grund vor. Damit verleugnet sie jedoch die Tatsache, dass sie ihn aus einem bestimmten Grund nicht verärgern will: Sie hat Angst davor, er könnte von ihr die Nase voll haben und sie verlassen, wie es ihr in einer früheren Beziehung passiert ist.

Daher beißt sich Laura auf die Zunge und nimmt ihre wütenden Worte selbst dann zurück, wenn sie wirklich aufgebracht ist. Aus Angst vor möglichen Folgen will sie nicht den Mund aufmachen und ihre Bedürfnisse in Worte fassen. Laura kann die Situation aber unter einem anderen Blickwinkel betrachten und lernen, dass ihr Partner sie nicht automatisch verlassen muss, nur weil sie ihre wahren Gefühle zeigt. Dann wird sie auch erkennen, dass sie es wert ist, ihre Wahrheit mit der Welt zu teilen.

Das KIND, dessen emotionale Bedürfnisse nicht erfüllt wurden = die ERWACHSENE, die aus Angst vor dem Verlassenwerden andere nicht verärgern will.

Auf gewisse Art ist dieses Hilfsmittel eine Kombination von Nummer 1 und 2, weil es auch hier darum geht, dich in Ruhe hinzusetzen und dein wahres Selbst zu ergründen.

Denk über nicht zum Ausdruck Gebrachtes tief in deinem Inneren nach und nutze dabei die Fragen zur Selbsterkundung unten. Analysiere Situationen aus der Vergangenheit, in denen du nicht den Mund aufgemacht hast, und die Gründe dafür. Wenn du Angst davor hattest, Gefühle zu verletzen, dann frage dich, ob es dir wirklich um die andere Person ging oder vielmehr um ein vom schlechten Gewissen motiviertes Harmoniebedürfnis.

Obwohl das nicht einfach ist, solltest du dir dabei stets mit Mitgefühl begegnen. Lass all die hinuntergeschluckten Worte an die Oberfläche steigen und schreibe sie auf oder sage sie zu dir selbst. Denk darüber nach, was sie für dich bedeuten, woher sie stammen und warum du sie aufgrund von Angst nicht aussprichst.

Fragen zur Selbsterkundung

- Was würdest du gern zur Welt sagen? Oder zu jemand Bestimmtem?
- Welchen Aspekt von dir hältst du verborgen? Und warum?
- Was macht dir solche Angst?

Hilfsmittel 5: Nicht gegen Zurückweisung ankämpfen

Eines ist klar, Ablehnung ist für niemanden angenehm und führt zu überwältigenden Gefühlen. Ich weiß noch, wie ich so etwas in meiner Kindheit und Jugend unter allen Umständen vermeiden wollte, weil ich mir dadurch vorkam, als würde etwas, das tief in mir verwurzelt ist, nicht stimmen. Bei Menschen mit HFA kann Zurückweisung zu der Überzeugung führen, dass sie nicht gut genug sind, aber daran musst du wirklich arbeiten. Unterschiedliche Ansichten haben nichts damit zu tun, ob du gut genug bist oder nicht.

Aus Angst vor Ablehnung dein wahres Ich zu verbergen und dich so zu präsentieren, wie es deiner Meinung nach andere von dir erwarten, wirst du nicht lange durchhalten können. Und du wirst dich selbst unterwegs verlieren, einfach nur, weil du keine Zurückweisungen erleben willst! Du solltest Verletzlichkeit neu definieren, sie von einem anderen Blickwinkel aus betrachten und lernen, mit deiner Empfindsamkeit im Alltag besser klarzukommen. Damit wirst du dich im nächsten Schritt noch näher befassen.

Ich sehe den Umgang mit Ablehnung wie eine innere Schlacht. Du hältst dich für nicht gut genug und glaubst, dass dich andere genauso sehen. Daher drückst du dich vor Situationen, in denen man dich zurückweisen könnte. Tatsächlich meidest du damit aber dich selbst zusammen mit deinen wahren Wünschen. Wenn man das mal so betrachtet, ist es doch wirklich verrückt!

Ich habe Schritt 3 einen Ausschnitt aus einer Sitzung mit einer Patientin vorangestellt. Sie dachte ursprünglich, dass sie wegen einer anstehenden Präsentation furchtbar besorgt war, musste sich am Ende jedoch eher ihre Angst vor Ablehnung durch das Team eingestehen. Durch das Gespräch mit mir konnte sie zu dieser Erkenntnis kommen und ihre Haltung zur anstehenden Präsentation aus einem neuen Blickwinkel betrachten. Auf diese konnte sie sich im Anschluss mit mehr Selbstbewusstsein vorbereiten, weil sie nicht länger durch ihre Furcht gebremst wurde.

FALLSTUDIE

Simran sucht nach einer neuen Arbeit und hat sich schon bei acht Firmen beworben. Bisher hat er aber noch von keiner etwas gehört, während Leute aus seinem Freundeskreis in einer ähnlichen Situation bereits Vorstellungsgespräche geführt haben und auf Rückmeldung dazu warten. Deshalb fühlt sich Simran wie ein Versager, fragt sich, was mit ihm nicht stimmt und warum ihn niemand kontaktiert. Er hat den Eindruck, nicht zu überzeugen, und empfindet den Mangel an Feedback als Zurückweisung. Tatsächlich gibt es doch viele mögliche Gründe dafür, dass ihn bisher noch niemand angerufen hat.

Durch seine eingeschränkte Sichtweise sucht er die Schuld aber nur bei sich, weil er sich für nicht gut genug hält.

Das KIND, das immer kritisiert wurde = der ERWACHSENE, der sich mit anderen vergleicht und sich als nicht gut genug erachtet.

Es gibt ein berühmtes Zitat vom römischen Kaiser und Philosophen Mark Aurel: »Was mir im Wege stand, wird der Weg.« Damit will er sagen, dass wir dazu in der Lage sind, uns an die Hindernisse auf dem Pfad des Lebens anzupassen und uns so einen neuen Weg zu bahnen. Wir können *selbst entscheiden*, wie wir darauf reagieren. Eines dieser Hindernisse ist Zurückweisung. Gelingt es uns, damit konstruktiv umzugehen, dann führt sie uns in eine neue Richtung. Wenn wir vor Ablehnung jedoch furchtbare Angst haben, schränken wir uns selbst ein. Es gelingt uns nicht, nach vorn zu sehen, wir leben nicht unserem wahren Wesen entsprechend und können das Hindernis nicht überwinden. Deshalb drehen wir uns im Kreis.

Stelle dir daher diese Frage: Was ist das Schlimmste, was passieren könnte, wenn man mich zurückweist? Es wird mit unschönen Gefühlen einhergehen, weil Ablehnung nie angenehm ist. Aber du kannst dich bewusst dafür entscheiden, diesen Moment für das Einschlagen einer neuen Richtung zu nutzen und dann einfach weitermachen. Lass dich durch ein Hindernis nicht aufhalten, sondern bahne dir einen neuen Weg.

Fragen zur Selbsterkundung

- Denk an eine Situation zurück, in der du etwas als Zurückweisung empfunden hast. Kannst du die Gegebenheiten so in ein neues Licht rücken, dass es dabei nicht um dich geht?
- Gibt es Dinge, die du aus Angst vor Ablehnung nicht tust?
- Wenn ja: Könntest du die Sache auf andere Art und Weise angehen, einen neuen Weg einschlagen?

Hilfsmittel 6: Durch einen Blick zurück Trigger identifizieren

Wenn wir die Wut darüber verdrängen, dass unsere frühen Bezugspersonen unsere Bedürfnisse nicht stillen konnten, versagen wir uns gleichzeitig den Zugang zu innerer Energie und Kraft. Stattdessen greifen wir auf Verhaltensweisen zurück, die unsere Sicherheit garantieren sollen, uns in Wirklichkeit aber einschränken. Statt unser wahres Ich zu zeigen, flüchten wir uns in Angst und Scham. Die Erfahrungen unserer Vergangenheit lösen gewisse Verhaltensweisen in der Gegenwart aus, »triggern« sie.

In unsere Kindheit zurückzukehren und Verhaltensmuster zu verstehen, die durch alltägliche Trigger ausgelöst werden, kann vergrabene Wut zutage fördern. Wut ist allerdings nur eine sekundäre Emotion, hinter der sich Verletztheit, Schmerz und Traurigkeit verbergen. Diese tief vergrabenen Empfindungen auszuloten, ermöglicht uns einen neuen Zugang zu der Energie, die wir unterdrückt hatten. Das ist ein ganz entscheidender Aspekt des Heilungsprozesses, da die Forschung gezeigt hat, dass sich solche erstickten Gefühle sogar als körperliche Krankheiten zeigen können.

Wenn wir Wut und Schmerz erst einmal verarbeitet haben, setzt diese Verbindung die unterdrückte Energie frei und führt sie wieder unserer Psyche zu. Wir fühlen uns kompletter, lebendig, mit uns selbst verbunden und geerdet. Wenn wir noch mehr in die Tiefe gehen, können wir dadurch nicht zum Ausdruck gebrachte *positive* Charaktereigenschaften für uns zurückgewinnen, die ebenfalls in unserem Inneren verschüttet waren und auf die wir deshalb keinen Zugriff mehr hatten. Durch einen Blick zurück und das *Verlernen* von Überzeugungen bietet sich uns die Gelegenheit, bislang verleugnete Teile von uns neu zu entdecken.

Nehmen wir mal an, dass dich in der Vergangenheit jemand betrogen oder sich von dir getrennt hat. Bei einer neuen Beziehung hast du jetzt Angst davor, dich zu binden. Dahinter stecken allerdings der Schmerz und die Verletztheit aus der letzten Beziehung, vor allem dann, wenn du nur schwer darüber hinweggekommen bist. So eine Situation kann selbstschädigendes Verhalten auslösen und dazu führen, dass du keine bedeutsamen Beziehungen eingehen kannst. Wie bei dem Erlebnis mit der heißen Heizung bist du in der Vergangenheit verletzt worden und hast Schmerz empfunden, daher meidest du nicht nur Heizungen, sondern neue Bindungen, weil du dich nie wieder so fühlen willst.

**Das KIND, dem das Herz gebrochen wurde =
der ERWACHSENE, der sich nicht binden will.**

Der Eindruck, von deiner Clique bei Aktivitäten außen vor gelassen zu werden, kann ebenso das Gefühl des Nicht-gut-genug-Seins auslösen wie ein Verrat durch einen Freund oder eine Freundin in der Vergangenheit. So etwas kann dazu führen, dass du dich von gewissen Leuten distanzierst, um deine Sicherheit (oder das, was du dafür hältst) zu gewährleisten.

Wenn du die vorherigen Schritte im Buch durchlaufen hast, dann hast du bereits damit angefangen, deine Vergangenheit zu analysieren. Vielleicht bist du dabei schon auf selbstschädigende Verhaltensmuster gestoßen, die dich einschränken, oder auf Ereignisse, die dich geprägt haben. Mit dieser Arbeit musst du nun weitermachen.

IDENTIFIZIERE DEINE TRIGGER

Wirf einen Blick zurück auf eine Beziehung in deiner Vergangenheit, sei es eine Liebesbeziehung oder die zu jemandem im Büro oder Freundeskreis. Frage dich: *Warum habe ich getan, was ich getan habe? Wieso habe ich beschlossen, mich so zu verhalten?* Geh einen Moment in dich und versuche zu ergründen, was deine Handlungen und Reaktionen beeinflusst hat. Lass dein neues Verständnis einfach auf dich wirken, ohne dir dabei Vorwürfe zu machen. Du kannst deine Antworten auch aufschreiben, wenn du möchtest.

Je mehr du in die Tiefe gehst, desto mehr lernst du über dich selbst. Und je mehr du lernst, desto größer ist dein Verständnis dafür, warum du auf gewisse Weise empfindest und handelst. Mehr Selbsterkenntnis erlaubt es dir, positive Entscheidungen für dich zu treffen, mit Schuldgefühlen und Scham besser umzugehen und die Angst loszulassen, die dich einschränkt.

Fragen zur Selbsterkundung

- Erkennst du bei deinem Verhalten anderen gegenüber gewisse Muster?
- Klammerst du dich an etwas aus deiner Vergangenheit, das du besser loslassen solltest?
- Was hast du aus Angst aufgegeben?

Hilfsmittel 7: Alte Regeln verlernen

Wie ich weiter oben im Buch erklärt habe, entwickeln wir basierend auf Kindheitserfahrungen Überzeugungen darüber, was für eine Art von Mensch wir sind, was im Leben auf uns wartet und wie wir uns anderen gegenüber am besten verhalten. Daraus entstehen die »Regeln«, nach denen wir unser Leben ausrichten. Wenn wir beim Heranwachsen mit Schmerz und Schwierigkeiten zu kämpfen hatten und nicht glücklich waren, dann kann das eine emotionale Narbe hinterlassen. Wir sind vielleicht zu dem Schluss gekommen, dass wir es nicht wert sind, geliebt zu werden. Deshalb haben wir womöglich unbewusst unsere Lebensregeln nach dem Grundsatz gestaltet, dass wir in der Gesellschaft anderer nicht zu viel Raum einnehmen wollen. Wir glauben, dass wir »nicht liebenswert« sind und interpretieren jede Begegnung von dieser Perspektive aus.

Das detaillierte Wissen über unsere Ängste hilft uns dabei, sie zu überwinden. Ähnlich ist es mit unseren Verhaltensmustern und Regeln, mit denen wir nur dann Schluss machen können, wenn wir sie verstehen. Wir hängen in einem Kreislauf alter Traumata fest und erschaffen Dynamiken, die unsere Sicherheit gewährleisten sollen. Tatsächlich verdammen sie uns aber dazu, die alten Gefühle von Traurigkeit, Wertlosigkeit und Wut immer wieder zu durchleben.

Erst dann, wenn wir diese Verhaltensweisen und Regeln ans Licht holen, lassen wir uns nicht länger von ihnen beherrschen und können etwas verändern. Die Ursache unseres Verhaltens zu kennen und uns ihres Einflusses bewusst zu sein, kann zu intuitiver Einsicht führen. Dadurch betrachten wir unsere Muster und Regeln objektiver und verstehen besser, wie sie entstanden sind. Das ist der erste Schritt, wenn wir unsere Lebensregeln analysieren und unsere Freiheit zurückgewinnen wollen.

FALLSTUDIE

Tamara geht zusammen mit einer Freundin essen, die ihr erzählt, was für eine anstrengende Woche sie hinter sich hat und dass sie es kaum erwarten kann, gleich zu Hause in ihren Schlafanzug zu schlüpfen. Die Kellnerin kommt, um die Teller abzuräumen, und fragt, wie es mit Nachtisch aussieht. Weil ihre Freundin gesagt hat, dass sie müde ist und nach Hause möchte, will Tamara nicht noch mehr von ihrer Zeit in Anspruch nehmen. Daher verneint sie, obwohl sie sich schon den ganzen Tag auf den Nachtisch in ihrem Lieblingsrestaurant gefreut hat und weiß, dass sie erst in ein paar Monaten wieder hierherkommen kann. Warum versagt sich Tamara etwas, das sie wirklich will?

Weil sie nicht zu den Leuten gehören will, die zu viel Raum einnehmen und andere ihrer Zeit berauben. Deshalb überlässt sie die Entscheidung ihrer Freundin. Tamara wird durch die Regeln eingeschränkt, weil sie gemocht werden und ihrer Freundin keine Umstände machen will. Sie hätte die Möglichkeit gehabt, die Sache konkret anzusprechen: »Du hast ja eben erwähnt, dass du schnell ins Bett möchtest, aber hätten wir noch Zeit für einen Nachtisch? Darauf freue ich mich nämlich schon den ganzen Tag.« Stattdessen hat sie beschlossen, darauf zu verzichten.

Das KIND, das nur bedingte Liebe bekommen hat = die ERWACHSENE, die Ablehnung befürchtet, wenn sie zu viel Raum für sich beansprucht.

In Schritt 1 ging es darum, wie HFA auf unterschiedliche Art und Weisen dein Verhalten beeinflusst. In Schritt 2 bist du noch mehr in die Tiefe gegangen und hast deine frühe Kindheit ausgelotet. Mittlerweile solltest du daher ein gewisses Verständnis dafür entwickelt haben, welche Verhaltensmuster du zeigst und woher sie stammen. Wenn du noch nicht so weit bist, dann geh zurück und nimm dir die nötige Zeit, um die Ursachen zu ergründen.

Nachdem du deine Muster identifiziert hast, steht als nächste Aufgabe an, dich durch bewusste Anstrengungen davon zu befreien. Das wird allerdings seine Zeit dauern und vielleicht mehrere Anläufe erforderlich machen. Möglicherweise ist dafür sogar Hilfe von außen nötig. Entscheidend ist aber, am Ball zu bleiben und weiter an deinem Verständnis zu arbeiten. Eventuell kann es dir helfen, Tagebuch zu führen, weil du darin nicht nur Rückschläge festhalten wirst, sondern auch Fortschritte und Erfolge.

Fragen zur Selbsterkundung

Stell dir mal vor, dass du im Leben von einer Box umgeben bist.

- Welche Regeln gelten darin?
- Wie trittst du im Leben Tag für Tag auf?
- Wie verhältst du dich in der Gegenwart anderer? Und dir selbst gegenüber?
- Wie sehen die drei Grundregeln deines Lebens aus? Schränken sie dich ein oder fördern sie deine Weiterentwicklung? In welcher Hinsicht?

Hilfsmittel 8: Grenzen setzen

Grenzen zu setzen, bedeutet im Wesentlichen, auf unser Gefühl zu hören und zu entscheiden, wofür in unserem Leben Platz ist und wofür nicht. Wichtig ist hier die Klarstellung, dass wir diese Grenzen nur für uns selbst setzen – sie beruhen auf unserer Entscheidung und sind nicht dazu gedacht, das Verhalten anderer zu kontrollieren. Die Grenze besteht aus *unserer Reaktion.*

Außerdem möchte ich noch erwähnen, dass unsere Grenzen mit unserem Selbstwertgefühl zusammenhängen. Wenn wir nur ein geringes Selbstwertgefühl haben (wie es bei vielen Menschen mit HFA der Fall ist) oder unseren Selbstwert über die Anerkennung anderer definieren, dann werden unsere Grenzen das zeigen. Wir werden Dinge tolerieren, die man anderen normalerweise nicht durchgehen lassen würde, einfach nur, um uns gut genug zu fühlen. Gewinnen wir aber mehr Selbstachtung und bauen eine bessere Beziehung zu uns auf, dann wird sich das durch klarere Grenzen zeigen.

Wenn wir ungesunde Formen von Bindungen in unseren Beziehungen verlernen, lernen wir auch, neue Grenzen zu setzen. Dann verlieren wir uns nicht mehr in dem Wunsch, gut genug zu sein, und treten nicht mehr so auf, wie es unserer Meinung nach die anderen von uns erwarten. Wir geben uns nicht länger mit ein paar Krümeln zufrieden, sondern wollen unser eigenes Stück Kuchen.

Vielleicht passt du dich in einer Liebesbeziehung ungeachtet deiner Wünsche ständig daran an, was die andere Person will. Du möchtest sie nicht verärgern, hast Angst vor Ablehnung oder glaubst, dass deine Bedürfnisse es nicht wert sind, erfüllt zu werden.

Das KIND, das das Gefühl hatte, anderen zu viel zu werden = der ERWACHSENE, der aus Angst vor wütenden Reaktionen oder vor dem Verlassenwerden in der Partnerschaft nicht offen ist.

Wenn du dich von diesem Verhaltensmuster befreien kannst, wirst du im Leben ganz anders auftreten. Du wirst dir nicht länger Sorgen über Zurückweisungen machen, oder darüber, ob du gut genug bist. Stattdessen wirst du intuitiv so handeln und kommunizieren, wie es sich richtig anfühlt, was in Zukunft zu viel gesünderen Beziehungen führen wird. Und damit meine ich nicht nur die Liebe, sondern jede Art von Beziehung.

Fragen zur Selbsterkundung

Analysiere eine wichtige Beziehung in deinem Leben, zu deiner besseren Hälfte oder zu jemandem aus dem Büro oder Freundeskreis. Nimm die Beziehung ganz objektiv unter die Lupe, indem du die Fragen unten durchgehst. Untersuche dabei nicht nur das Verhalten der anderen Person, sondern auch dein eigenes, und sei bitte ehrlich. Ich habe ja weiter oben schon einmal empfohlen, Sachen aufzuschreiben, und denke wirklich, dass das mehr Klarheit bringen kann. Einfach nur dazusitzen und dir selbst diese Fragen zu stellen, kann aber ebenfalls zu Einsicht und Wahrheit führen.

- Hast du das Gefühl, dass eure Bedürfnisse innerhalb der Beziehung das gleiche Gewicht haben?
- Bist du dazu in der Lage, der anderen Person gegenüber deine wahren Gefühle zum Ausdruck zu bringen?
- Welche Grenzen hast du gesetzt? Welche Grenzen würdest du gern setzen oder verschieben?
- Was bereitet dir in Bezug auf dein Verhältnis zu dieser Person die größten Sorgen?
- Welche Muster aus früheren Beziehungen setzen sich in dieser fort?
- Gibt es in diesem Kontext irgendetwas, was du gern ändern würdest?

Hilfsmittel 9: Seinen Wert anerkennen

Stell dein Licht nicht unter den Scheffel, nur um für die Menschen um dich herum »gut genug« zu sein. Mit jedem wunderbar klarzukommen und dich von allen verstanden zu fühlen, kannst du sowieso nicht erwarten. Dir das einzugestehen, wird verändern, wie du im Leben auftrittst. Du brauchst dein Verhalten nicht daran anzupassen, wie sich die Menschen in deinem Umfeld und dir gegenüber benehmen.

Jetzt hast du die Gelegenheit, zu innerer Stärke zu finden und in deinem Leben die Zügel in die Hand zu nehmen, dich von innen heraus geerdet zu fühlen. Stell dir vor, du versuchst, einen Baum umzuwerfen. (Nein, das würde niemand probieren, aber nehmen wir das hier mal als Beispiel.) Das würde sich schnell als unmöglich erweisen, weil die Wurzeln tief in die Erde eingegraben sind – und so kann das bei dir auch sein! Nutze dieses Hilfsmittel und andere, um durch neue innere Stärke und Unabhängigkeit frischen Schwung in dein Leben zu bringen und ihm einen Sinn zu verleihen.

Wie bereits erwähnt, kann es sich als schwierig erweisen, dich von den vertrauten Strukturen und Verhaltensweisen zu befreien, die dir nicht länger nützlich sind. Aber sie verbannen dich in den Schatten. Es ist an der Zeit, ins Licht zu treten und dich voll und ganz so zu zeigen, wie du wirklich bist. Du hast doch viel mehr zu bieten, also versteck dich nicht länger.

FALLSTUDIE

Wenn Rohit etwas mit seinen Freunden unternimmt, bietet er sich in der Regel jedes Mal als Fahrer an. Manchmal bittet er darum, ob stattdessen jemand anders fahren könnte, aber am Ende möchte niemand außer ihm diese Aufgabe übernehmen, und er stimmt dann doch zu, damit die anderen nicht eingeschnappt sind.

Rohit ist immer müde, nachdem er seine Freunde herumkutschiert hat. Außerdem reden die meistens über Themen, die ihn nicht interessieren. Trotzdem versucht er, sich an den Unterhaltungen zu beteiligen, weil er sich nicht ausgeschlossen fühlen oder außen vor bleiben will. Indem er nicht deutlich zum Ausdruck bringt, was er wirklich über seine Rolle als der ewige Chauffeur denkt, und ständig über für ihn uninteressante Sachen redet, stellt Rohit sein Licht unter den Scheffel, nur um seine Freunde nicht zu verärgern. Er gesteht sich seinen wahren Wert nicht ein.

Das KIND, das Liebe nur unter gewissen Bedingungen erfahren hat = der ERWACHSENE, der sein Licht unter den Scheffel stellt, um sich anzupassen und als gut genug zu empfinden.

Ich versichere dir hier, dass du gut genug *bist* und alles in dir trägst, was du nötig hast. Die Vergangenheit braucht dich nicht länger einzuschränken. Nimm dir einen Moment Zeit, um ihn nur mit dir selbst zu verbringen. Schau dabei in den Spiegel oder schließe die Augen und sage dir selbst: »Ich bin gut genug. Ich bin fähig. Ich bin wertvoll. Ich entscheide mich bewusst dazu, mein Licht leuchten zu lassen.« Ruf dir all das in Erinnerung, was du im Leben geschafft hast. Du brauchst dich nicht länger zu verstecken.

Fragen zur Selbsterkundung

- In welchen Situationen merkst du, dass du dich zurückhältst?
- Wann fällt dir auf, dass du dein Licht unter den Scheffel stellst? Gibt es eine bestimmte Person, bei der du das oft tust? Falls du das feststellst: Warum ist das so, was hat diese Person an sich?
- In welcher Hinsicht machst du dir Sorgen darüber, was andere über dich denken?
- Was ist das Schlimmste, was jemand über dich sagen könnte, und warum würde dich das so treffen?

Hilfsmittel 10: Ehrlich zu sich selbst sein

Veränderungen sind nur durch Ehrlichkeit dir selbst gegenüber möglich, und damit meine ich echte, wahre Ehrlichkeit. Es geht hier um niemanden sonst, nur um dich selbst. Du allein kannst das hier für dich tun. Und wie ich bereits erklärt habe, ist das manchmal ganz schön schwierig, da so eine Selbstanalyse alte Probleme an die Oberfläche holen kann – schwerwiegende Probleme, die du tief zu vergraben versucht hast. Völlige Freiheit kannst du bloß dann erlangen, wenn du dich diesen Problemen stellst, statt sie weiter zu verdrängen. Und das erfordert nun einmal, dass du ehrlich bist und nicht länger davonläufst.

Leider ist bei uns Menschen mit HFA durch unser geringes Selbstwertgefühl und den Wunsch, es anderen recht zu machen, schon der Ausgangspunkt schwierig. Wir haben beinahe vergessen, wie es aussieht, wenn man mit sich selbst ehrlich ist. Aber greifen wir noch einmal auf das Bild des Schmetterlings zurück, der in seinem Kokon heranreift. Auch bei uns ist eine Phase der ehrlichen und in die Tiefe gehenden Besinnung nötig, aus der wir am Ende als ideale Version von uns hervorgehen werden. Durch diese Auseinandersetzung mit uns selbst können wir mit Wunden der Vergangenheit und Dynamiken der Gegenwart unseren Frieden machen und schweren Herzens endlich akzeptieren, dass wir nicht ohne Fehl und Tadel sind. Perfekt ist nämlich niemand! Dieses Eingeständnis ist ein wichtiger Schritt, wenn wir unsere innere Stärke und den Glauben an uns selbst zurückgewinnen wollen, die durch unsere frühen Lebenserfahrungen so stark geschädigt wurden.

FALLSTUDIE

Jahrelang hat Sam immer die Erwartungen anderer erfüllt und nie eigene Entscheidungen getroffen. Nach all der Zeit steht sie jetzt an einem Wendepunkt und muss sich zum ersten Mal mit der Frage auseinandersetzen, was ihr eigentlich Freude macht, welchen Weg sie einschlagen und was sie tun will. Allerdings hat sie die Qual der Wahl und fühlt sich überwältigt, weil sie einfach nicht weiß, was sie möchte. Aber das ist schon in Ordnung. So eine Situation muss man sich vorstellen, als würde man eine Person daten und dabei langsam mit ihr vertraut werden. Man kann nicht erwarten, von Anfang an alles über sie zu wissen. Genauso ist es, wenn man die neue Version von sich selbst kennenlernt. Auf der Reise des Lebens geht es auch darum, geduldig zu sein und unterwegs Neues zu entdecken. Niemand kann immer alles wissen.

Das KIND, das den Eindruck hatte, nie seine Bedürfnisse zum Ausdruck bringen zu dürfen = die ERWACHSENE, die von ihren Bedürfnissen überwältigt ist und sie nicht zum Ausdruck bringen kann.

Bei diesem Schritt übst du dich durch jedes Hilfsmittel darin, zu dir selbst ehrlich zu sein. Wenn du die Hilfsmittel 1 bis 9 durchgearbeitet hast, bist du bereits beachtlich in die Tiefe gegangen. Entscheidend ist jetzt, am Ball zu bleiben. Wie du den Kontakt zu deinen Mitmenschen gestaltest, dich der Welt präsentierst und mit dir selbst sprichst, sollte von Ehrlichkeit geprägt sein. Gib die Lügen auf, die du dir selbst erzählt hast, um dich sicher zu fühlen, Dinge wie *Ich bin nicht gut genug, Meine Gefühle zählen nicht, Es wäre besser, wenn ich das nicht mache.* Das alles bremst dich nur.

EIN MOODBOARD ZUR SELBSTERKUNDUNG

Es ist an der Zeit, kreativ zu werden und ein Moodboard anzulegen. Schreibe deinen Namen in die Mitte eines Blatt Papiers oder eines Stück Kartons und füge rundherum Wörter und Bilder hinzu, die illustrieren, wer du deiner Meinung nach bist. (Du kannst dafür Bilder aus Zeitschriften ausschneiden oder das Moodboard auch online erstellen.)

Jetzt gehen wir mal davon aus, dass du dein Moodboard einer anderen Person präsentieren sollst. Dabei ist lebenswichtig, dass du genau vermittelst, wie du dich siehst. Zunächst mag das wie eine schwierige Aufgabe erscheinen, vor allem, wenn du noch nie groß über dich gesprochen hast. Aber weißt du was? So langsam ist es an der Zeit, Angst zu empfinden und trotzdem weiterzumachen – also für dich selbst einzustehen.

Das war das letzte aus dem Set unserer Hilfsmittel. Sie sollen dich bei deinen ersten Schritten in Richtung Loslassen unterstützen, damit du dich für Ehrlichkeit, gesunde Grenzen und das Gefühl des Gut-genug-Seins entscheiden kannst.

ZUSAMMENFASSUNG SCHRITT 3

Klopf dir einmal selbst auf die Schulter, weil du es bis zum Ende von Schritt 3 geschafft hast. Wenn du alle Fragen zur Selbsterkundung durchgegangen bist, hast du dich auch mit deiner Schattenseite auseinandergesetzt, und das ist gar nicht so einfach. Dieser Schritt ist jedoch ganz entscheidend, wenn du die beiden Seiten von dir miteinander in Einklang bringen und ein Leben ohne Angst, einschränkende Regeln und Selbstzweifel leben willst. So langsam sollten diese alten Strukturen, die dich kleinhalten, mal das Feld räumen und Platz für Neues machen.

Jetzt setzt du deinen Lernprozess fort und wirst in Schritt 4 weiter mit der neuen Version von dir selbst arbeiten. Wenn du wie viele meiner Patienten noch nicht recht weißt, wie die eigentlich aussieht, ist das schon in Ordnung. Wir haben es nicht eilig. Verharre ruhig im Kokon, bis für dich der Moment gekommen ist, ihn endlich zu verlassen. Denn der Wandlungsprozess ist ja noch in vollem Gange. Wann wirst du bereit sein, ins Licht hinauszutreten?

SCHRITT 4

Akzeptiere Empfindsamkeit und gewinne Selbstvertrauen zurück

In Schritt 1 bis 3 ging es oft um den Einfluss unserer Kindheit und darum, wie sensibel wir Menschen mit HFA meist sind. In Schritt 4 würde ich gern genauer definieren, was damit eigentlich gemeint ist.

Eine hochsensible Person empfindet die Dinge meist intensiver, positive wie negative. Während das bei Höhepunkten zu großer Freude führen kann, stellen uns die Tiefpunkte vor eine Herausforderung, weil sie mit dem damit einhergehenden Stress zu Überforderung führen und unsere Beziehungen negativ beeinflussen können. Wir Menschen mit HFA haben gelernt, unsere sensible Seite zu verbergen, weil wir oft das Gefühl haben, anderen zu viel zu werden. Tatsächlich gehört sie aber zu uns und bringt die Weisheit der Empfindsamkeit mit sich. Diese Weisheit kann uns dabei helfen, tiefere, bedeutsamere Beziehungen einzugehen.

Für mich hat sich alles verändert, als ich das begriffen hatte. Endlich war Schluss mit dem ewigen Grübeln und mit den Spekulationen, mit denen ich Lücken zu schließen versuchte. Ich habe damit aufgehört, vor meiner Empfindsamkeit davonzulaufen, und stattdessen wohlwollend die Dinge akzeptiert, die ich gefühlt habe. Beim nächsten Schritt geht es genau darum – unsere Empfindsamkeit zu akzeptieren.

Empfindsamkeit Raum geben

Untersuchen wir mal genauer, was mit Empfindsamkeit eigentlich gemeint ist. Im Wesentlichen handelt es sich dabei um die Art und Weise, wie wir durch unsere Sinne in Kontakt mit der Welt um uns herum treten. Sind wir aber empfindsamer als die meisten oder sogar hochsensibel, dann konzentrieren wir uns oft extrem auf andere und bemerken auch kleinste Veränderungen, zum Beispiel beim Tonfall oder der Körperhaltung.

Wenn wir unsere große Empfindsamkeit nicht gut verstehen, führt sie regelmäßig zu einer pessimistischen Einschätzung der Lage und zu der Schlussfolgerung, dass wir etwas falsch gemacht haben: Veränderungen bei anderen = Ich habe etwas falsch gemacht. Diese Gleichung müssen wir ändern.

In Schritt 2 habe ich darüber gesprochen, dass mir in meiner Familie emotionale Sicherheit gefehlt hat und ich mich deshalb kleingemacht habe. In Schritt 3 haben wir das Thema Kindheitserfahrungen noch genauer beleuchtet und unsere Schutzhülle Schicht um Schicht abgetragen, um bis zum empfindsamen Kern unseres Wesens vorzudringen. So haben wir Ängste aufgezeigt, durch die wir uns im Leben leiten lassen, um uns zu schützen. Die Logik dahinter zu erkennen und die Dynamik zu verstehen, stattet uns mit den nötigen Hilfsmitteln aus, um Herausforderungen voll innerer Stärke anzunehmen. In der Verletzlichkeit sensibler Menschen steckt auch die Kraft, über Scham hinauszuwachsen und das Flüstern der Zweifel in eine Symphonie der Bestärkung zu verwandeln.

In Schritt 4 werden wir lernen, an unserer Empfindsamkeit festzuhalten und ihr Raum zu geben. Wir werden sie nicht länger wegsperren, sondern sie ins Licht holen, in das sie blinzelnd hinaustreten wird. Das mag am Anfang wehtun, weil alles ganz neu und ungewohnt sein wird. Dieses unangenehme Gefühl wird sich aber nur vorübergehend einstellen. Und du hast es nach Jahren voller Angst, Scham und Schuldgefühlen wirklich verdient, endlich loszulassen.

Statt in Angst und Ungewissheit zu verfallen, wirst du lernen, dir selbst zu vertrauen. Du wirst auf das hören, was deine Empfindsamkeit dir sagen will, und nicht mehr auf Spekulationen, die aus Furcht entstanden sind. Jetzt ist es an der Zeit, aus den Schatten hinauszutreten, statt kleinmütig dein Licht unter den Scheffel zu stellen. Der Fahrersitz ist *für dich* reserviert, nicht länger für die Angst. Sie ist Beifahrerin, und du kannst zwar ihren Warnungen lauschen, wenn du willst, aber am Steuer sitzt du.

Akzeptiere deine Empfindsamkeit mit offenem Herzen, weil sie der Schlüssel zu Empathie für andere und zu bedeutsamen Bindungen ist.

Überwinde die Scham, und du wirst den Mut für dein ganz persönliches Leuchten finden, um dich ohne Rechtfertigungen als so strahlend zu zeigen, wie es dir seit jeher vorherbestimmt war. Die wichtigste Regel dabei besagt: Nimm Veränderungen, die du bei Mitmenschen bemerkst, nicht persönlich. Was auch immer bei anderen los ist, gehört zu ihrer Reise auf ihrem Weg im Leben. Wie du darauf reagierst, fällt hingegen in deine Verantwortung. Kappe die emotionale Nabelschnur und lass die anderen ihr Leben leben. Deine Aufgabe besteht nur darin, aufmerksam zu beobachten und offen zu sein – offen für Rückmeldungen, die du dir nicht zu Herzen nehmen, sondern vielmehr objektiv analysieren solltest. Nutze konstruktive Kritik, erkenne aber auch, wenn das Feedback gar nichts mit dir zu tun hat.

Um offen sein zu können, musst du dir voller Mitgefühl begegnen und akzeptieren, dass du auch nur ein Mensch bist. Du musst für dich einstehen und dich für dich selbst verantwortlich zeigen. Das bedeutet auch, dass wir uns wieder aufrappeln und unseren Wert nicht von den Geschichten bestimmen lassen, die wir erschaffen, um die Lücke in unserem Inneren zu füllen.

Mit dir ist alles in Ordnung

An dieser Stelle sage ich es noch einmal lauter für die Leute in der letzten Reihe: »MIT EUCH IST ALLES IN ORDNUNG!« Ich habe schon mehrmals erwähnt, dass Menschen mit HFA oft den Eindruck haben, mit ihnen würde irgendetwas nicht stimmen, obwohl sie nicht genau sagen können, was eigentlich. Durch so eine Überzeugung wird jeder einzelne Schritt, jeder Kontakt von der Sorge begleitet, man könnte vielleicht etwas falsch machen oder insgeheim von anderen verurteilt werden. Das ist doch wirklich traurig! Wie soll man in Ruhe sein Leben leben, wenn man durch eine Nabelschnur der Sorge ständig mit anderen verbunden ist? Aber Menschen mit HFA fällt es nun einmal schwer, an sich selbst zu glauben.

Wenn man hochsensiblen Personen mit HFA eine Bitte abschlägt, dann denken sie als Erstes, dass mit ihnen etwas nicht in Ordnung ist oder sie etwas *falsch gemacht* haben. Sie gehen sofort davon aus, dass das Problem bei ihnen liegt, was viel über ihre Selbstwahrnehmung aussagt.

Das ist dann so, als würden unsere Grundüberzeugungen an die Oberfläche steigen und nach außen hin sichtbar werden. Daraus entwickeln sich die HFA-Verhaltensweisen, die ich bereits geschildert habe – wie wir uns verrenken und verbiegen, um unsere Bedürfnisse befriedigt zu sehen, obwohl wir in Wirklichkeit keinerlei Kontrolle über die Reaktion anderer haben.

Wir müssen *umdenken* und wieder hocherhobenen Hauptes dastehen. Statt uns immer sofort zu fragen, was mit uns eigentlich nicht stimmt, sollten wir unsere Gedanken neu ausrichten, analysieren, was in einer Situation *tatsächlich* vor sich geht, und uns dem gegenüber neugierig zeigen, worauf wir da reagieren.

So etwas gelingt natürlich nicht von einem Tag auf den anderen. Es erfordert viel Zeit, und manchmal werden wir wieder in die alte »Was stimmt mit mir eigentlich nicht?«-Falle tappen. Wenn das passiert, sollten wir nicht zu hart mit uns ins Gericht gehen. Es gehört eben zum Prozess dazu, und wir verfügen jetzt über genug Selbsterkenntnis und Hilfsmittel, um uns aus der Falle zu befreien und uns um andere Gedanken zu bemühen.

Mit Empfindsamkeit umgehen

Weil ich als Heranwachsende nicht wusste, wie ich meine sensible Seite für mich nutzen konnte, habe ich schließlich gelernt, sie zu unterdrücken. Ich habe sie auszuschalten versucht, was sich am Ende zu einem Kampf zwischen mir und meiner Sensibilität entwickelt hat. So viele Dinge zu empfinden und das womöglich auch noch zum Ausdruck zu bringen, habe ich als Zeichen von Schwäche gesehen. Deshalb habe ich all die Gefühle ignoriert, während ich gleichzeitig unter dem Mangel an Verbundenheit mit mir selbst gelitten habe.

In meiner Familie war es nicht üblich, sich anmerken zu lassen, wenn man wegen etwas aufgewühlt war. Daran habe ich mich angepasst, weil ich befürchtete, man würde mich sonst ablehnen oder schlecht von mir denken. Ich hatte also Angst, mich verletzlich zu zeigen, und habe aufgrund dieser Gefühle eine Regel aufgestellt. Aber damit hatte ich nur eine vorübergehende Lösung gefunden. Wenn ich jetzt auf die Person zurückblicke, die zu jener Zeit all diese Mauern um sich herum hochgezogen hat, empfinde ich für sie tiefstes Mitgefühl. Ich kann verstehen, warum sie mit der eingeschränkten Selbsterkenntnis und einem Mangel an Hilfsmitteln damals so gehandelt hat – es war eine Überlebensstrategie. Ich wollte doch nur, dass man mich liebt und für mich da ist. Allerdings kam noch dazu, dass ich von meinen Mitmenschen akzeptiert werden wollte, weil ich mich dadurch als gut genug empfunden habe. Deshalb habe ich ständig die Reaktionen anderer beobachtet und dieses Verhaltensmuster auch im Erwachsenenalter weiter fortgesetzt.

Ich gebe euch ein Beispiel dafür, wie sich meine große Empfindsamkeit gezeigt hat. Irgendwann habe ich mal mit einer Freundin zusammengesessen und mich mit ihr unterhalten. Wir haben darüber gesprochen, wie es bei ihr so läuft. Als es dann aber darum ging, was es bei mir Neues gab, hat sie ihr Handy hervorgeholt und gesagt, dass sie nur kurz etwas nachgucken wolle. Ich habe das so interpretiert, dass sie kein Interesse an dem hatte, was ich ihr erzählen wollte. Also habe ich nicht länger über mich gesprochen und bin zu dem zurückgekehrt, was bei ihr los war.

Dieses Gespräch hat bei mir Grundüberzeugungen wie »Ich bin

nicht gut genug, um auch Zeit für mich zu beanspruchen« oder »Den anderen bin ich egal« bestätigt, was mein Gefühl des Nicht-gut-genug-Seins verstärkt hat. Als sich meine Freundin durch den Blick aufs Handy aus dem Gespräch ausgeklinkt hat, habe ich sofort geglaubt, dass ich mein Verhalten daran anpassen musste. Vielleicht kannst du das ja nachvollziehen. Ich möchte dir hier gern zeigen, dass man in solchen Situationen nicht unbedingt dichtmachen oder sich klein fühlen muss, wie ich es getan habe. Es gibt andere Möglichkeiten, damit umzugehen.

Für mich hat der Prozess damit begonnen, dass ich nicht sofort voreilige Schlüsse gezogen und automatisch reagiert, sondern zunächst genau beobachtet habe, was da in mir vor sich gegangen ist. Ich habe angefangen, meinen Gefühlen und Gedanken mit Neugier zu begegnen. Statt mir Vorwürfe zu machen, habe ich mich dafür geöffnet, mich selbst zu verstehen. In diesem Zusammenhang möchte ich vor allem unterstreichen, wie wichtig bei diesem Prozess Geduld ist. Selbst war ich oft frustriert, weil ich trotz dieses neuen Verständnisses weiter von Zeit zu Zeit in das schwarze Loch des Verderbens gefallen bin. (Allerdings hat mir das auch die Gelegenheit geboten, Verständnis und Mitgefühl für mich selbst zu vertiefen.)

Statt sofort davon auszugehen, dass mit mir etwas nicht in Ordnung ist, lasse ich Situationen heute auf mich wirken und versuche, die Ursprünge des Nicht-gut-genug-Gefühls zu ergründen. Wenn mir wieder so etwas passiert wie die geschilderte Szene mit meiner Freundin, spreche ich die Sache an, zum Beispiel so: »Eigentlich wollte ich ja gerade über mich reden, aber da hast du dein Handy hervorgeholt. Das hat dich abgelenkt, und mich auch. Nimm dir doch einen Moment Zeit für das, was du erledigen wolltest, und lass uns danach unser Gespräch fortführen, okay?«

Was genau man in so einem Moment sagt, hängt natürlich von vorherigen Erfahrungen und von der Beziehung zu dieser konkreten Person ab. Ich möchte hier aber unterstreichen, dass wir selbst für unser Verhalten verantwortlich sind und uns der Stupser, den uns unsere Empfindsamkeit da gibt, in die Richtung eines besseren Umgangs mit der Situation schicken kann. Wir können die Entscheidung treffen, dieses Mal nicht auf unsere Standardreaktion zurückzugreifen. Meistens werden wir eine Möglichkeit finden, die Sache anders anzupacken und dadurch die tiefer gehende Bindung zu begünstigen, nach der wir uns so sehr sehnen.

Aus dem schwarzen Loch des Verderbens klettern

Hier möchte ich noch ein Beispiel dafür nennen, wie wir versuchen können, mit unserer hohen Empfindsamkeit aufgrund von HFA umzugehen. Stell dir mal vor, du sprichst mit einem Freund, der während der Unterhaltung nicht so aufmerksam ist wie sonst.

- **Standardreaktion:** Dein Kumpel mag dich nicht – du hast zu viel geredet und eure Freundschaft in Gefahr gebracht. Nachdem du dich ihm gegenüber zu sehr geöffnet hast, hält er dich jetzt für dumm.
- **Wirklichkeit:** Dein Kumpel ist am Abend vorher ausgegangen und leidet jetzt an einem Brummschädel. So gern er dich auch hat, heute bleibt ihm einfach nicht so viel Energie wie sonst für eine Unterhaltung.
- **Lösung:** Statt auf deine Standardreaktion zurückzugreifen, solltest du lieber darauf hören, was dir deine Empfindsamkeit sagen will. Frag deinen Freund, ob bei ihm alles in Ordnung ist, statt dich sofort selbst ins Visier zu nehmen.

In tiefster Finsternis kannst du die Kraft finden, um aus diesem dunklen Loch zu klettern, und mit mehr Belastbarkeit nach dem Licht der Hoffnung streben.

Das ist natürlich leichter gesagt als getan. Wie alles andere musst du auch den neuen Umgang mit deiner Empfindsamkeit üben, bis du schließlich im Alltag problemlos darauf zurückgreifen kannst.

Es wird immer wieder Momente geben, in denen du in dieses verfluchte Loch stürzen wirst. Ich wünsche mir, dass du dann besonders gut auf dein inneres Selbstgespräch und deinen Umgang mit dir achtest, weil solche Situationen die Chance für Wachstum bieten. Denk daran, dass niemand perfekt ist – du bist auch nur ein Mensch und hast jahrelang hohe Ansprüche an dich selbst gestellt. Wenn es nicht nach Plan läuft, ist daher verständlich, dass du manchmal in die alte Dynamik verfällst und den Fehler bei dir selbst suchst. Du hast allerdings die Wahl, dich immer mehr von der Finsternis verschlucken zu lassen oder vielmehr einen anderen Weg zu wählen.

Wenn so etwas passiert, wirst du zum Glück jedes Mal weniger tief im Loch versinken, bevor du begreifst, was gerade vor sich geht. Und das ist Teil der persönlichen Entfaltung.

Persönliches Wachstum entsteht nicht ausschließlich durch Taten. Manchmal ergibt es sich auch dadurch, dass du einer Situation mit mehr Bewusstsein und Verständnis für das begegnest, was dabei in dir vorgeht.

Es wird immer Momente geben, in denen du Situationen falsch einschätzt oder in alte Muster verfällst, die dich ins schwarze Loch des Verderbens führen. Das gehört alles zum Prozess dazu. Die Herausforderungen des Lebens sind wie ein Tanz, bei dem du dich dafür entscheiden kannst, einen Schritt vom Rand des Lochs wegzutreten und nach mehr Bewusstsein zu streben, um dich aus dem Griff alter Dynamiken zu lösen. Dadurch erschaffst du einen neuen Pfad in Richtung Wachstum und mehr Belastbarkeit. Lass dich im verstrickten Netz der Verzweiflung von Mut leiten, bis du dich daraus befreien kannst und zum strahlenden Licht findest, das dich jenseits davon erwartet.

Schauen wir uns ein anderes Beispiel an. Stell dir vor, dass du eines Tages von der Arbeit kommst und zu Hause von deinem Partner nicht mit einer Umarmung begrüßt wirst. Sofort arbeitet dein Gehirn auf Hochtouren und wälzt tausend Gedanken: *Hab ich vielleicht irgendetwas falsch gemacht? Er war in letzter Zeit furchtbar still. Vielleicht liebt er mich nicht mehr.*

Das ist der erste Schritt ins schwarze Loch des Verderbens, und je tiefer du dich hineinsaugen lässt, desto wilder werden die Spekulationen. *Wahrscheinlich hat es ihn genervt, als ich ihm von der Arbeit erzählt habe. Wenn er mich verlässt, muss ich wieder bei meinen Eltern einziehen. Ich wusste doch, dass ich nicht gut genug für ihn bin – hätte ich mich lieber auf die und die Art verhalten!*

Aufgrund solcher Gedanken machst du vielleicht dicht oder distanzierst dich zum Selbstschutz von deinem Partner. Du kannst wohl nachvollziehen, dass du damit ein nicht existierendes Problem *selbst erschaffen* hast. Deine Empfindsamkeit hat bemerkt, dass es deinem Partner nicht gut geht. Aber statt zu sagen: »Hey, heute hast du mich ja gar nicht umarmt. Ist alles in Ordnung?«, bist du in alte Muster verfallen, hast deiner Fantasie freien Lauf gelassen und die Situation nur noch schlimmer gemacht.

Wenn du schon halb im schwarzen Loch steckst, kann du zum

Glück immer noch hinausklettern. Dafür brauchst du dir der Situation bloß bewusst genug zu sein, um zu sagen: *Moment mal, vielleicht geht es hier gar nicht um mich!* Du solltest dich von deiner Empfindsamkeit nicht mitreißen lassen, ihr aber aufmerksam zuhören, wenn sie dir zu sagen versucht, dass etwas nicht stimmt. Wie du darauf reagierst, ist dann deine Entscheidung.

HFA und gesunde Grenzen

So wie ein Zaun Dinge schützt, werden auch dich klare persönliche Grenzen schützen und Energien von dir fernhalten, die dich nicht weiterbringen. Wichtig ist aber die Klarstellung, dass du deine Grenzen niemandem aufzwingen kannst. Sie sind lediglich deine Reaktion auf die Geschehnisse um dich herum, mit denen du zeigst, was du in deinem Leben tolerierst und was nicht. Es ist an der Zeit, dich selbst an erste Stelle zu setzen, ohne dich dabei egoistisch zu fühlen. Nur du kannst entscheiden, wie deine Grenzen aussehen, und die können sich auch verschieben, wenn du dich weiterentwickelst. Grenzen sind wie ein Muskel – je mehr du sie nutzt, desto stärker werden sie.

Ich habe in der Vergangenheit manchmal aus Angst an Dingen festzuhalten versucht, die gar nicht zu mir gepasst haben. Jetzt weiß ich aber, wie wichtig es ist, notfalls loszulassen und nach vorn zu sehen. Die leise Stimme, die »Aber was, wenn …?« flüstert, höre ich zwar weiterhin. Aber sie führt nicht mehr dazu, dass ich mich noch fester an etwas klammere. Wenn ich bemerke, dass ich das eigentlich gern würde, setze ich mich einen Moment in Ruhe hin und lasse diese Information auf mich wirken. Meine Grenzen sind stärker geworden, weil ich mir die Zeit nehme, meine Bedürfnisse gut zu verstehen, bevor ich auf sie reagiere.

Beim Auf und Ab des Lebens helfen uns Grenzen, eine solide Basis für Selbstfürsorge und bedeutungsvolle Bindungen zu schaffen.

In Schritt 1 haben wir uns mehrere Arten von zweiseitigen Verhaltensweisen angeschaut, die Menschen mit HFA zeigen. Jede davon habe ich mit der Fallstudie einer Patientin namens Sara illustriert. Wir können die Kategorien zweiseitigen Verhaltens und die Fallstudie nutzen, um uns mit dem Setzen gesunder Grenzen zu beschäftigen – sehen wir uns mal an, wie wir gewisse Dynamiken ändern können, wenn wir sie erst einmal erkannt haben.

HFA-Verhaltenstyp 1

Überverantwortlichkeit vs. Alles im Griff haben

Meine Patientin Sara hatte Probleme, all die Arbeit zu bewältigen, die bei ihr anfiel. Unsere Analyse zeigte jedoch, dass viele davon Aufgaben anderer Leute waren, die sie übernommen hatte, weil ihr das Neinsagen schwerfiel. Die Sache ging so weit, dass Sara einmal für einen kranken Kollegen dessen komplette Arbeit noch zusätzlich erledigte und am Ende fix und fertig war. Sie mutete sich diese Dinge zu, weil sie ihre Mitmenschen zufriedenstellen und wie jemand wahrgenommen werden wollte, der »alles schaffen kann«.

Die Grenze

In diesem Fall geht es darum, Nein zu sagen. Schon seltsam, dass so ein kleines Wörtchen oft nur schwer über die Lippen kommt. Wir machen uns Sorgen darüber, wie sich andere wohl fühlen mögen, ohne innezuhalten und uns zu fragen, wie es *uns* denn damit gehen wird. Oft sagen wir Ja, weil wir nicht als unzulänglich gesehen werden oder das Gefühl haben wollen, andere zu enttäuschen. Weil wir nicht in irgendeiner Hinsicht als »minderwertig« wahrgenommen werden wollen, nehmen wir immer weiter zusätzliche Aufgaben an, obwohl unsere Belastungsgrenze bereits überschritten ist.

Ich nenne dafür mal ein Beispiel, das ich oft anführe. Sicher steht bei dir im Alltag nicht ständig die Haustür weit offen, sodass jeder ungehindert hereinspazieren kann, oder? Warum lässt du dann zu, dass die Welt da draußen in deinen persönlichen Bereich eindringt und deine Zeit in Anspruch nimmt? Ein Nein gehört zu den klarsten Statements, die du abgeben kannst. Dadurch setzt du eine deutliche Grenze und bringst zum Ausdruck, was du in Bezug auf eine Situation wirklich empfindest. Und das alles durch nur eine Silbe. Nicht schlecht, oder?

DIE GRENZE SETZEN

Versuche mal, das Wort »nein« in einem alltäglichen Gespräch zu benutzen. Tu es dann, wenn man dich um etwas bittet, was außerhalb deines Aufgabenbereiches und deiner Verantwortung liegt. Dabei hast du am Anfang vielleicht Gewissensbisse, übe dich aber darin, diese Gefühle zu ertragen und sie ziehen zu lassen. Sie werden mit der Zeit abnehmen. Du schaffst das!

HFA-Verhaltenstyp 2

Kontrolle vs. Hochleistung

Bei der Arbeit wurde Sara als Führungspersönlichkeit und Leistungsträgerin gesehen. Tatsächlich verlor sie sich aber in endlosem Grübeln, was zu großem Stress und Problemen damit führte, Arbeit und Privatleben harmonisch miteinander zu vereinbaren. Eigentlich arbeitete sie ständig nur, um all die Erwartungen von außen zu erfüllen. Dass sie sich dauernd ausmalte, wie sich diese oder jene Situation entwickeln könnte, beeinträchtigte schließlich ihre Lebensqualität.

Die Grenze

Es wird immer wieder die Bedeutsamkeit einer gesunden Work-Life-Balance unterstrichen. Wie wir sie erreichen sollen, ist aber oft nicht klar, vor allem nicht in unserer digitalen Welt, in der wir quasi 24 Stunden am Tag auf Abruf stehen. Eine gute Work-Life-Balance kann zum Beispiel Folgendes umfassen: eine Uhrzeit festzulegen, nach der man keine E-Mails mehr beantwortet und keine Anrufe mehr entgegennimmt (worüber man Kunden und Mitarbeiter per Abwesenheitsnotiz und Anrufbeantworter informieren kann), die Arbeitszeiten so gut wie möglich einzuhalten und sich jede Woche Zeit für Freizeitaktivitäten zu reservieren.

DIE GRENZE SETZEN

Falls du die Tendenz zu häufigen Grübeleien hast, mach einen Termin mit dir selbst aus (den du auf jeden Fall im Kalender vermerken solltest) und nutze diesen Zeitraum zum Nachdenken über das anstehende Thema. Wenn es dir das nächste Mal in den Sinn kommt, sage dir: *Darüber denke ich zum angemessenen Zeitpunkt (beim nächsten Termin) wieder nach.* Wiederhole diese Übung so oft wie nötig. Denk bei dem Termin zehn Minuten (oder eben die von dir festgelegte Zeit lang) über die Angelegenheit nach und lass sie dann ziehen.

HFA-Verhaltenstyp 3

Perfektionismus vs. Harte Arbeit

Sara hatte sich selbst gegenüber unglaublich hohe Erwartungen und bestrafte sich gedanklich, wenn sie diese nicht erfüllen konnte. Bei unserem ersten Therapietermin sagte sie zu mir, dass sie gern normal sein und ihre Ziele erreichen wolle.

Perfektionismus ist eine Begleiterscheinung von HFA, weil es dabei darum geht, wie wir uns unseren Mitmenschen gegenüber präsentieren – wobei wir es vor allem anderen recht machen wollen. Wie in Schritt 2 bereits besprochen, ist das eine der Verhaltensweisen, die wir in jungen Jahren aus Selbstschutz entwickeln. Aber es ist einfach nicht möglich, unser Dasein auf die Reaktionen anderer auszurichten, nur um uns als gut genug zu empfinden. Wenn wir das versuchen, werden wir ein Leben für andere führen und uns ständig daran orientieren, was sie unserer Meinung nach wohl denken. Diese Dynamik wird uns immer weiter von uns selbst entfernen.

Die Grenze

Diese Grenze ist jene, die du für dich selbst ziehen und ganz bewusst festigen solltest. Perfektionisten gehen mit sich selbst hart ins Gericht. Sie stellen hohe Erwartungen an die eigene Leistung und wollen nicht als Versager gesehen werden. Als Folge davon empfinden sie das Bedürfnis, jeden einzelnen Aspekt ihres Lebens zu kontrollieren. Das ist aber kein realistisches Ziel und auch die geistige Gesundheit leidet massiv unter einem solchen Verhalten. Die zu setzende Grenze besteht also darin, dir selbst immer nur voller Mitgefühl zu begegnen.

Versuche zu akzeptieren, dass du manchmal scheitern wirst und dass sich gewisse Ereignisse deiner Kontrolle entziehen werden. In solchen Situationen solltest du gut zu dir selbst sein. Achte aufmerksam darauf, in welcher Weise du Selbstgespräche führst, wenn manche Dinge nicht in deiner Hand liegen, weil in genau solchen Momenten ein Lernprozess bei dir stattfindet.

Du hast dein Leben lang im Rahmen deiner Möglichkeiten dein Bestes gegeben, jetzt stehen dir aber neue Hilfsmittel zur Verfügung. Die Arbeit mit ihnen mag am Anfang schwierig sein, ich kann dir jedoch versichern, dass sie dir auf lange Sicht helfen werden, deine Zufriedenheit im Leben zu erhöhen. Durch sie wirst du auch deine bisherigen Errungenschaften schätzen können, statt den Blick immer nur auf das zu richten, was du noch nicht geschafft hast. Konzentriere dich auf das, was du im Glas hast, und nicht darauf, wie du es weiter füllen kannst.

DIE GRENZE SETZEN

Wenn du an HFA leidest, bist du in diesem Moment mit großer Wahrscheinlichkeit aus irgendeinem Grund nicht zufrieden und zerbrichst dir über irgendein Thema ständig den Kopf. Vielleicht hast du die angestrebte Beförderung nicht bekommen, hast trotz großer Bemühungen jemanden enttäuscht oder findest nicht genug Zeit für all deine Aufgaben, weil du dir zu viel aufgebürdet hast.

Ein anderes Problemfeld könnte dein Aussehen sein, das vielleicht nicht deinen Vorstellungen entspricht. Oder du vergleichst dich möglicherweise mit anderen, die nach außen hin ihr Leben perfekt im Griff haben, und machst dir Vorwürfe, weil du nicht bist wie sie.

Stopp! Hack nicht länger auf dir herum und probiere stattdessen lieber das hier aus: Lege dir die Hand aufs Herz, spüre es schlagen und versichere dir voller Mitgefühl, dass alles in Ordnung ist. Das solltest du allerdings auch *ernst meinen*. Ruf dir die Erfahrungen deines Lebens in Erinnerung, all die Dinge, die hinter dir liegen und die dich zu der Person gemacht haben, die du jetzt bist.

Okay, du bist nicht befördert worden, aber du warst gut genug, um dafür in Erwägung gezogen zu werden. Deine Haare sehen vielleicht nicht so aus wie die von manchen Leuten auf Instagram, aber du hast dafür ein wunderschönes Lächeln. Behalte das im Hinterkopf: Das Leben wird dir immer Steine in den Weg legen, entscheidend ist jedoch, wie du damit umgehst. Ich denke dabei an Wasser, das aus dem Hahn kommt. Man kann zwar versuchen, es festzuhalten, aber das würde doch nur zu Frustration führen, weil es eben nicht möglich ist. Was du dir im Leben wünschst, kannst du auch nicht immer festhalten. Lass es daher ziehen.

HFA-Verhaltenstyp 4

Grübelei vs. Ungerührtheit

Nach außen hin sah es so aus, als sei Sara erfolgreich und habe alles unter Kontrolle. Sie erzählte mir allerdings, dass ihr Gehirn immer auf Hochtouren lief und sie sich dauernd Sorgen darüber machte, was andere über sie dachten oder was in gewissen Situationen passieren könnte. Solche anhaltenden Grübeleien entspringen der Furcht, wie so viele Aspekte von HFA. Ein angsterfülltes Hirn schlägt sich ständig mit einer Vielzahl von »Was, wenn?«-Fragen herum. Das Ganze kann sich verselbstständigen und dazu führen, dass wir am Ende erschöpft und überwältigt sind, weil wir unsere Gedanken nicht mehr unter Kontrolle haben.

Die Grenze

Sich von diesem Ansturm quälender Gedanken zu befreien, kann sich als schwierig erweisen, sodass dabei manchmal Hilfe von außen nötig ist. Womit dich dein Verstand bombardiert, kannst du nicht beeinflussen, aber du kannst kontrollieren, wie viel Aufmerksamkeit du alldem widmest. Durch ein geschärftes Bewusstsein für deine Verhaltensmuster und ein tieferes Verständnis für die in dir stattfindenden Vorgänge kannst du besser erkennen, wann dich dein Gehirn zu sabotieren versucht.

Setze für dich dadurch eine Grenze, dass du deinen Denkprozessen weniger Beachtung schenkst. Wie schwierig das am Anfang auch erscheinen mag, es wird durch Übung besser. Du hast dir einst schon einmal beigebracht, auf eine gewisse Art zu denken, und du kannst das auch wieder tun.

DIE GRENZE SETZEN

Diese Übung ähnelt der für HFA-Verhaltenstyp 1, bei der es ums Neinsagen ging. Dieses Mal lassen wir das Nein aber in unserem Verstand ertönen, statt es laut auszusprechen. Übe dich darin, Nein zu sagen, und meine es auch ernst. Du kannst dir ein Bild vorstellen, das dir hilfreich erscheint, zum Beispiel, wie du ablehnend die Hand hebst oder eine Tür schließt. Mach damit so lange weiter, bis sich diese Dynamik für dich ganz natürlich anfühlt. Wenn du das nächste Mal in eine Spirale aus quälenden Gedanken zu geraten drohst, dann sage zu deinem Verstand einfach Nein, wie du es geübt hast, und beobachte, was passiert.

Wenn es um Grenzen geht, erwähne ich bei meiner Arbeit oft den Zeichentrickfilm *Alles steht kopf*. (Falls du den Film noch nicht gesehen hast, dann empfehle ich es dir unbedingt, da viele der Szenen wirklich zum Nachdenken anregen.) Das Mädchen im Film macht unterschiedliche Gefühle durch, die als Figuren dargestellt werden. Eine dieser »Gefühlsfiguren« ist Angst, der bei allem immer mit dem Schlimmsten rechnet.

Du kannst versuchen, für dich auch so eine Figur der Angst zu erschaffen. Wenn sie auftaucht, kannst du ihr voller Mitgefühl versichern, dass alles in Ordnung ist, was ein wichtiger Schritt im Prozess der Gefühlsregulierung und Selbstberuhigung ist. Deine Angst auf diese Weise nach außen zu tragen, wird helfen, weil sie dadurch nicht mehr deine Gedanken beherrscht. So kannst du sie leichter entschlüsseln und verarbeiten. Du kannst sogar versuchen, sie aufzuschreiben. Lege zwei Spalten an, eine für deine Angst und die andere für dein Mitgefühl, und führe dann ein Gespräch mit diesen beiden Seiten deiner Persönlichkeit.

HFA-Verhaltenstyp 5

Angst vs. Erfolg

Sara machte sich immer Vorwürfe, wenn etwas schiefging, und trug eine gedankliche Liste all dessen mit sich herum, was sie je als Scheitern empfunden hatte. Obwohl es sie immer aufwühlte, holte sie regelmäßig diese Liste hervor, um sie zu betrachten wie eine Sammlung angeschlagener Edelsteine. Das führte jedes Mal zu Wut auf sich selbst, und Sara dachte ausgiebig darüber nach, wie die Situation wohl verlaufen wäre, wenn sie bestimmte Dinge anders gemacht hätte. Dabei lag doch alles längst in der Vergangenheit.

Stell dir mal vor, dass auch du in einem gedanklichen Archiv alles aufbewahrst, wodurch du dich als nicht als gut genug empfindest, und in Momenten der Muße die einzelnen Schubladen durchgehst. Was für eine traurige Existenz! Einer solchen psychologischen Folter würdest du niemand anderen aussetzen, dir selbst mutest du sie aber zu. Und wenn du dir so etwas durchgehen lässt, wie sieht es dann erst damit aus, was du dir von anderen gefallen lässt?

Wie ich in Schritt 1 erklärt habe, ist Angst vor dem Scheitern ein Verhalten, das du zum Selbstschutz entwickelst. Scheitern kann äußerst peinlich sein und dazu führen, dass du aufgebracht und frustriert bist, wütend auf dich selbst. Allerdings gehört es zum Leben mit dazu, und wir lernen dadurch auch etwas. Die Sorge über mögliche Misserfolge und den Eindruck, den du auf andere machst, kann allerdings dazu führen, dass du gar nichts Neues mehr ausprobieren willst – weil du eben scheitern könntest. So schränkst du dich selbst aufgrund deiner Ängste ein. Nervös jedes Wort auf die Goldwaage zu legen und aus Furcht vor *möglichen* Folgen immer auf der Hut zu sein – das ist doch kein Leben! Was auch immer passieren wird – du bist dazu in der Lage, es zu verarbeiten und unversehrt aus der Situation hervorzugehen. Lerne, darauf zu vertrauen!

Die Grenze

Wie bereits besprochen: Wenn wir Angst vor Neuem haben, unsere Pflichten aufschieben oder auf Biegen und Brechen nach Erfolg streben, dann handeln wir den Grenzen entsprechend, die unsere Angst gesetzt hat.

Wir fürchten das Gefühl des Scheiterns, weil es unsere Kernüberzeugung verstärkt, dass wir nicht gut genug sind. Deshalb tun wir alles in unserer Macht Stehende, um es zu vermeiden. Statt uns nur innerhalb dieser Angstgrenzen zu bewegen, müssen wir sie aber gerade übertreten.

Achte gut darauf, wann dich dein Gehirn vor dem Ausprobieren von etwas Neuem das nächste Mal an die schreckliche Möglichkeit des Scheiterns erinnert oder dich dazu antreibt, um jeden Preis einer Sache hinterherzujagen. HALTE INNE, um diese Gedanken ganz bewusst zu STOPPEN und sie zu ANALYSIEREN. Mach dir klar, dass sie etwas mit Grenzen zu tun haben, die aus Furcht gesetzt wurden. Wie ich bereits in der vorherigen Übung erläutert habe, kann es beim Umgang mit der Angst helfen, sie nach außen zu tragen.

Denk daran, dass du selbst am Steuer sitzt: Die Angst ist bloß Beifahrerin und darf nicht entscheiden, wohin es hier geht. Tritt einen Schritt zurück und betrachte die Dinge von einer mitfühlenden Perspektive aus. Wenn ein guter Freund vor dieser Entscheidung stehen würde, was würdest du ihm dann raten? Entwickle bei diesem Prozess Vertrauen in dich selbst und lerne, der Zukunft mit offenem Herzen entgegenzusehen statt mit einem vor Angst verschlossenem.

DIE GRENZE SETZEN

Gibt es etwas, das du immer schon einmal ausprobieren wolltest, aus Angst aber unterlassen hast? Oder strebst du vielleicht nach etwas, das du trotz aller Bemühungen einfach nicht erreichen kannst? Im ersten Fall versuche es doch einfach mal. Und wenn es schiefgeht, dann nimm dir einen Moment Zeit. Fühle das Scheitern, empfinde die Emotionen und achte darauf, wie du dich infolgedessen behandelst. Bist du kritisch mit dir selbst, machst du dich fertig? Stelle dir wieder vor, dass es um einen Freund oder eine Freundin von dir geht – wie würdest du dann auf die Situation reagieren? Voller Mitgefühl, oder?

Vielleicht ist es an der Zeit, dich selbst so zu behandeln wie andere. Bei dieser Übung steht im Mittelpunkt, dass du dich mit deiner Angst anfreundest, damit sie nicht länger Macht über dich hat und du nicht vor ihr davonzulaufen brauchst. Es geht darum, auch in Momenten des Scheiterns Vertrauen in dich zu haben, wodurch du auf gesunde Weise deine Gefühle regulieren und beruhigend auf dich einwirken kannst.

HFA-Verhaltenstyp 6

Enttäuschung vs. Gesunde Grenzen

Sara fiel es schwer, ihre Zeit und ihre Privatsphäre durch Grenzen zu schützen, weil sie Angst davor hatte, den Erwartungen anderer nicht gerecht zu werden. Das führte zu Beklemmung und Nervosität. Durch die Sitzungen mit mir wurde ihr klar, dass sie gern zu jeder Zeit erreichbar sein wollte – damit sie niemanden enttäuschte. Ihre eigenen Gefühle berücksichtigte sie dabei nicht.

Niemanden enttäuschen zu wollen, ist ganz natürlich. Wenn wir allerdings um der anderen willen immer wieder Dinge tun, die wir gar nicht wollen oder die sich negativ auf unser Leben auswirken, dann enttäuschen wir damit ja uns selbst. Tatsache ist doch, dass wir nicht kontrollieren können, was andere über uns denken. Und es ist nicht selbstsüchtig, in Bezug auf unsere Zeit und Energie, unseren Einsatz zum Wohle anderer, gesunde Grenzen zu setzen. Tatsächlich gehört es zu einem authentischen Leben mit dazu, wenn wir uns selbst treu bleiben wollen.

Die Grenze

Die meisten in diesem Abschnitt erwähnten Grenzen kannst du dadurch stärken, dass du dir vor einer neuen Verpflichtung jedes Mal die Frage stellst: *Worin besteht hier meine Absicht?* Wenn es dir nur um das Erfüllen *vermeintlicher* Erwartungen geht, weil du dir Sorgen über die Meinung anderer machst, dann weißt du, was zu tun ist. Setze eine Grenze und sage »Nein, danke«, weil das Übernehmen dieser Aufgabe nicht mit deinen Prioritäten im Einklang stehen würde. Ja, das macht die Situation erst einmal unbequem und führt später vielleicht zu einem schlechtem Gewissen, weil deinetwegen jemand enttäuscht war. Mit Mitgefühl und den Hilfsmitteln in diesem Abschnitt stehst du das aber durch.

Bei einem von Authentizität geprägten Dasein bist *du selbst* dafür verantwortlich, wie viel Platz du anderen in deinem Leben einräumst, wie viel Zeit und Energie du für sie aufbringst. HFA kann dazu führen, dass du im Beruflichen wie im Privaten zu viel an andere verschenkst und für dich selbst kaum etwas behältst. Jetzt solltest du dir aber zurückholen, was dir gehört. Zeit und Energie sind Währungen, die dir zu Verfügung stehen – wie wirst du sie ausgeben? Wenn du dich zu etwas bereit erklärst, dann stelle sicher, dass es absichtsvoll und von einer Perspektive des Mitgefühls aus geschieht, was zum Lernprozess mit dazugehört.

DIE GRENZE SETZEN

Guck dir deinen Kalender für die nächsten paar Tage, die nächste Woche oder den nächsten Monat an. Zu wie vielen der anstehenden Aufgaben hast du Ja gesagt, weil du das gern wolltest (oder weil du zum Beispiel wegen der Arbeit dazu verpflichtet warst)? Analysiere, zu was für Gefühlen jedes Ja führt. Frage dich auch dabei wieder, wie du dich bei solchen Fragen einem Freund gegenüber verhalten würdest. Würdest du ihm raten, sich manches vielleicht noch einmal zu überlegen, und Vorschläge für Veränderungen machen? Könntest du selbst denn etwas verändern?

Eine Möglichkeit wäre auch, Tagebuch zu führen und es jedes Mal zu vermerken, wenn du dich aus Angst vor der Enttäuschung anderer widerwillig auf etwas einlässt, statt es zu tun, weil *du* es willst. (Ein Beispiel dafür wäre, dass du mit jemandem quatschst, obwohl du viel lieber arbeiten oder lesen würdest.) Kannst du auf mitfühlende Art und Weise eine Grenze setzen, um deine Zeit und Energie zu schützen?

HFA-Verhaltenstyp 7

Übererfüllung vs. Alles haben

Sara wurde bei der Arbeit geschätzt und als eine Kollegin gesehen, die »Sachen erledigt bekommt«. Das ging jedoch auf Kosten ihres

Wohlbefindens und ihrer geistigen Gesundheit. Nachdem sie jahrelang Aufgaben übernommen hatte, für die eigentlich gar keine Kapazitäten zur Verfügung waren, blieb ihr keine Zeit mehr für ein Privat- oder Liebesleben. Sie hatte auch nie Gelegenheit dazu, mal in sich hineinzuhören und zu überprüfen, ob sie sich ihre Ziele eigentlich selbst gesteckt hatte oder sich stets nach den Erwartungen anderer richtete. Sara stellte sicher, dass sie immer schwer beschäftigt war, um nicht innehalten und sich mit dem Gefühl auseinandersetzen zu müssen, nicht gut genug zu sein.

Die Grenze

Manchmal hat man im Leben den Eindruck, in der Familie, bei der Arbeit oder im Freundeskreis unbeabsichtigt eine klar definierte Rolle mit den damit einhergehenden Erwartungen übernommen zu haben. In dieser Funktion soll man zum Beispiel gewisse Ziele erreichen oder einen bestimmten Lebensstil pflegen. Wenn du selbst dich von Herzen nach dem Erreichen dieser Ziele sehnst und dein Leben auf sie ausrichten willst, dann tu das auf jeden Fall. Wichtig ist allerdings, regelmäßig in dich hineinzuhorchen und dir Zeit für Freunde und Familie oder eine Beziehung zu nehmen, wenn du gern eine führen möchtest. Wie du es bei anderen tust, solltest du auch bei dir selbst immer wieder nachhaken, ob alles in Ordnung ist. Ich spreche in dieser Hinsicht gern von *Pausenmomenten.*

HFA kann dazu führen, dass du deine eigenen Bedürfnisse vernachlässigst – vor allem, wenn von dir bestimmte Erwartungen erfüllt werden sollen. Dann tust du auch auf Kosten deines Privatlebens alles, um die gesetzten Ziele zu erreichen. Wie ich bereits ausgeführt habe, stellt es ein Problem dar, sich nur nach erbrachter Leistung für einen kurzen Moment als gut genug zu empfinden. Das ist bloß eine vorübergehende Lösung, wenn du tief in deinem Inneren davon überzeugt bist, in Wirklichkeit nicht gut genug zu sein.

Hast du dich bisher über Leistungen definiert, dann kann es schwierig sein, damit aufzuhören. Es führt möglicherweise zu Verwirrung darüber, wer du wirklich bist und was du willst, da du dir nie die Gelegenheit gegeben hast, über deine Vorlieben und Abneigungen nachzudenken. Es ist einfacher, im Hamsterrad zu verbleiben und kurzzeitigen Lösungen hinterherzujagen, als dich deinen wahren Gefühlen zu stellen. Dadurch hast du aber den Eindruck, auf der Stelle zu treten, sodass du in deinem Rad immer nur noch schneller rennst.

DIE GRENZE SETZEN

Vermerke für dich bewusst Pausenmomente im Kalender. Nutze diese Augenblicke, um in dich hineinzuhorchen und nach Antworten auf folgende Fragen zu suchen (deren Wortlaut du an deine Situation anpassen kannst).

Teil 1

- **Kommt es mir so vor, als hätte ich neben der Arbeit und anderen Verpflichtungen keine Zeit mehr für mich selbst? Wenn ja, warum? Und was könnte ich tun, um das zu ändern?**
- **Habe ich das Gefühl, dass ich nach Erfolgserlebnissen strebe, um mich gut genug zu fühlen?**

- Ist in dieser Woche irgendetwas passiert, worauf ich stolz bin? Woher genau stammt dieses Gefühl?
- Sollte ich mir im Moment von irgendetwas mehr zugestehen?
- Wie sieht es gegenwärtig mit meiner Work-Life-Balance aus?
- Wie habe ich mich diese Woche für mich selbst eingesetzt?

Zusätzlich zur Beantwortung dieser Fragen könnte es auch nützlich sein, einfach in dich zu gehen und darüber nachzudenken, wie du dein Leben lebst. Stell dir zum Beispiel einen Wecker für zehn Minuten und nutze diesen Zeitraum, um zu ergründen, wie du dich an diesem Tag fühlst.

Bring dir dabei Neugier entgegen und verurteile dich nicht. Beobachte, was an die Oberfläche steigt und wie es dir damit geht.

Teil 2

Führe als Nächstes – für eine Woche, einen Monat oder einen anderen für dich passenden Zeitraum – ein Tagebuch, in dem du vermerkst, wie sich deine Tage gestalten. Welchen Stellenwert nehmen ausreichend Schlaf und Verabredungen mit Freunden ein? Und Tätigkeiten, an denen du Spaß hast? Wie sieht es mit Sport und Arbeit aus? Bei einer gesunden Work-Life-Balance sollte man sich neben dem Job auch noch sich selbst widmen können. Vielleicht bist du in einer Branche beschäftigt, in der lange Arbeitszeiten üblich sind. Trotzdem solltest du die Möglichkeit haben, dir Momente für dich freizuhalten.

Durch die Einsichten, die du in Teil 1 und 2 gewonnen hast, kannst du jetzt zu einer Entscheidung kommen: Wie viele Stunden würdest du jede Woche/jeden Monat gern auf bestimmte Dinge verwenden? Und

wie sieht diesbezüglich die Realität aus? Setze entsprechend Grenzen und passe die Gegebenheiten an, wenn möglich. Fang damit an, dein Leben für dich selbst zu leben.

Das kann sich am Anfang unangenehm oder nach Egoismus anfühlen, weil es Entscheidungen zugunsten deines Wohlbefindens entspringt. Es ist aber nichts falsch daran, gesunde Grenzen zu setzen – sobald du erst deren Notwendigkeit erkannt hast. Das hier ist dein Leben. Jeder Tag, an dem du dich durch die Anerkennung anderer gut genug zu fühlen versuchst, ist ein weiterer Tag, an dem du Mitgefühl, Liebe und Anerkennung nicht in dir selbst finden wirst.

Durch Angst geprägtes Denken neu ausrichten

Ich habe bereits mehrmals von dem Konzept gesprochen, unsere Gedanken neu auszurichten, was auch als »kognitives Umstrukturieren« bezeichnet wird. Leider ist das leichter gesagt als getan. Es fordert von uns, unsere Wahrnehmung einer Situation zu überdenken und sie von einer neuen Perspektive aus einzuschätzen. So etwas kann nur gelingen, wenn wir verstehen, was unsere ursprünglichen Gefühle ausgelöst hat.

Hier möchte ich gern ein Beispiel für kognitives Umstrukturieren anführen: Stell dir ein Paar vor, bei dem beide arbeiten und ein gutes Leben mit einer ausgeglichen Work-Life-Balance führen. Dann muss sich einer von beiden allerdings einer Operation unterziehen, die zu Komplikationen führt. Er ist lange krankgeschrieben und hängt mehr als zuvor vom Partner ab. Dadurch muss der andere, der ja weiterarbeitet, zugleich auch mehr Zeit zu Hause verbringen, mehr Aufgaben im Haushalt übernehmen und auch noch mit den Gefühlsschwankungen des Kranken klarkommen.

Zusätzlich dazu, dass seine Work-Life-Balance nicht mehr ausgeglichen ist, hat der gesunde Partner das Gefühl, dass man ihm für die zusätzliche Belastung nicht genug Wertschätzung entgegenbringt. Beide sind gereizt und sprechen kaum noch miteinander. Statt sich bewusst um gegenseitige Unterstützung zu bemühen, lassen die Partner es zu, ihre Beziehung durch Groll und unausgesprochene Worte zu vergiften. Kleinigkeiten können zu großen Problemen führen, weil nicht mehr effektiv miteinander kommuniziert wird.

Wenn dann noch der Faktor HFA hinzukommt, wird die Sache zusätzlich kompliziert. Gehen wir mal davon aus, dass die vor Kurzem operierte Person mit einem Elternteil aufgewachsen ist, der sein Kind in Konfliktsituationen mit Schweigen gestraft hat. Es ist wohl nachvollziehbar, dass die gleiche Behandlung durch den Partner die Dinge in dieser Situation schlimmer macht. Hier hat jemand gelernt, dass er anderen zu Gefallen sein muss, um seine emotionalen Bedürfnisse gedeckt zu sehen. Jetzt ist er aber in einer Situation gefangen, in der er es seinem Partner einfach nicht recht machen kann, was er auch tut.

Sein Partner hingegen wurde früher womöglich oft von seinen Eltern enttäuscht und hat deshalb Probleme damit, zu anderen Vertrauen aufzubauen. Er hat gelernt, dass er sich um alles selbst kümmern muss. Nun hat er jemandem genug vertraut, um eine Beziehung mit ihm einzugehen, wurde von diesem Menschen aber ebenfalls enttäuscht. Deshalb macht er aufgrund von HFA dicht und zieht sich zurück, woran der andere gar keine Schuld trägt. Diese beiden Personen werden nur dann ihre Sicht auf die Situation ändern und sich von den problematischen HFA-Verhaltensmustern lösen können, wenn sie einander besser verstehen lernen. Wieder einmal geht es hier darum, wie wir durch Kindheitserfahrungen geprägte Verhaltensweisen noch bis ins Erwachsenenalter hinein zeigen.

Ein weiteres Beispiel für kognitives Umstrukturieren: Die COVID-19-Pandemie war für uns alle eine schwierige Zeit und in den verschiedenen Lockdown-Phasen haben sich viele von uns noch isolierter gefühlt als ohnehin schon. Das Modell unten zeigt, wie wir unsere Perspektive kognitiv umstrukturieren und unsere negativen Gedanken über Lockdowns zu positiveren ändern können.

»Meine Freunde und ich können uns nicht sehen.«	→	»Meine Freunde und ich schützen einander.«
»Ich bin zu Hause gefangen.«	→	»Ich bin zu Hause in Sicherheit.«
»Ich habe all meine Freiheit verloren.«	→	»Ich ordne meine Freiheit einem edlen Ziel unter.«
»Mir fehlen die Dinge, die ich liebe.«	→	»Ich entwickle neue Dankbarkeit für die Dinge, die ich liebe.«

Kognitives Umstrukturieren

Mit Gefühlsausbrüchen umgehen

Wenn plötzlich gewisse Aspekte unserer Persönlichkeit zum Vorschein kommen, die lange unterdrückt oder ignoriert wurden, geschieht das am Anfang manchmal auf unangenehme, unausgeglichene oder unkontrollierte Weise. Sagen wir beispielsweise, dass du in der Vergangenheit die Tendenz hattest, deine Bedürfnisse denen anderer unterzuordnen, dann kann das jetzt ins Entgegengesetzte umschlagen. Du bist nicht mehr dazu bereit, im Leben einen Platz auf den hinteren Rängen einzunehmen, übertreibst es aber mit deiner neu entdeckten Durchsetzungskraft. Jetzt bist endlich du an der Reihe und reagierst mit Wut oder Verbitterung, wenn sich dir jemand in den Weg stellt oder dir nicht den erwarteten Respekt entgegenbringt.

Trotz der Auswirkungen auf andere hast du auf jeden Fall das Recht, an deiner Beziehung zu dir selbst zu arbeiten. Es kann allerdings zu Konflikten führen, wenn du erwartest, dass du dich nicht mehr auf deine Mitmenschen einzustellen brauchst und sie sich auf dich einstellen werden.

Stell dir mal vor, dass andere dich immer wie die Farbe Blau gesehen und dich entsprechend behandelt haben. Jetzt bist du aber plötzlich gelb und verhältst dich auf ganz neue Weise. Die Leute um dich herum bemerken zunächst jedoch nicht, dass sich etwas geändert hat, und behandeln dich weiter wie in deiner blauen Zeit. Dadurch reagierst du möglicherweise gereizt, fühlst dich eingeengt und eingeschränkt. Dabei sind die anderen daran genauso wenig schuld wie du selbst. Deine persönliche Weiterentwicklung sollte besser von Kommunikation begleitet werden als von vulkanartigen Temperamentsausbrüchen.

Bei meiner Arbeit konnte ich oft beobachten, wie solche Brüche dazu führen, dass wir uns selbst besser verstehen und durch die Situation wachsen. Momente dieser Art sind nicht der richtige Zeitpunkt, um unsere inneren Wünsche und Bedürfnisse um des lieben Friedens willen oder wegen des Wohlbefindens anderer aufzugeben. Wir müssen gut darauf achten und respektieren, was in uns passiert, uns selbst genug Raum zugestehen und nicht länger die Augen davor verschließen, wer wir wirklich sind.

Wir verdienen persönlichen Freiraum und das Gefühl, gut genug zu sein.

Manche Leute wirst du damit brüskieren, dass du nicht deinen üblichen Verhaltensmustern folgst, aber es führt leider kein Weg daran vorbei. Um das entstehende Unbehagen zu verarbeiten, musst du es über dich ergehen lassen.

An der Universität habe ich dazu geforscht, wie Veränderungen der Eigenwahrnehmung zwischenmenschliche Beziehungen beeinflussen können. Ich fand dieses Thema so faszinierend, weil ich das selbst miterlebt hatte: Seit ich mich anders präsentierte, hatte sich zum Beispiel auch mein Freundeskreis verändert. Ein Grund dafür war, dass ich mich am Anfang plötzlich fehl am Platz gefühlt habe, als würde ich nicht mehr dazugehören. Etwas Ähnliches beobachte ich bei meinen Patienten: Wenn sie sich nicht länger als unwichtig empfinden und ihre Werte klarer definieren, hinterfragen sie die Beziehungen zu den Menschen in ihrem Umfeld.

Auch bei dir kommt diese Phase des Vulkanausbruchs irgendwann zum Ende, wenn du endlich den Mund aufmachst, deine neue Energie und Durchsetzungskraft weiser und geschickter zu nutzen beginnst und dein Leben nach den gewonnenen Erkenntnissen gestaltest. Das ist eine lange Reise, da du es bei jeder neuen Begegnung mit ganz unterschiedlichen Menschen zu tun hast. Am Ende wirst du realisieren, dass es nicht um eine Beeinflussung der Reaktionen anderer geht, sondern um deinen Umgang mit den Gegebenheiten, wobei du dich vom Herzen leiten lassen solltest.

Veränderungen sind nicht einfach, vor allem wenn unsere alten Verhaltensmuster ein Gefühl von Sicherheit und Selbstsicherheit gewährleistet haben. So ein Bruch kann daher zunächst Angst und Beklommenheit hervorrufen. Aber denke daran, dass diese Emotionen in positive Entwicklungen münden werden, wie die Finsternis vor dem Sonnenaufgang. Bald wirst du neue Möglichkeiten zur Stärkung deines Selbstbewusstseins finden, die nichts mit der Meinung anderer über dich zu tun haben. Du wirst Fähigkeiten und Fertigkeiten erlernen, an die du dich früher vielleicht nicht herangetraut hättest.

Wie Selbsterkenntnis Verlust und Trauer aufzeigt

Wenn wir mehr Selbsterkenntnis entwickeln, sehen wir mit einem Mal deutlich, wie wir uns durch andere haben behandeln lassen. Das kann uns sowohl die Augen öffnen als uns auch vor eine Herausforderung stellen. Möglicherweise sind wir manchmal frustriert, weil wir gewisse Warnsignale nicht früher wahrgenommen haben. Dann sollten wir uns in Erinnerung rufen, dass unsere Perspektive und unsere Bedürfnisse zu jenem Zeitpunkt vielleicht anders ausgesehen haben.

Durch den Prozess von Selbsterkundung und Heilung verstehen wir am Ende besser, dass wir gerade aufgrund des Strebens nach Bestätigung von außen gewisse Verhaltensweisen toleriert haben. Wenn wir uns weiterentwickeln, lernen wir aber, uns mehr zu schätzen und unser Bedürfnis nach Anerkennung selbst zu erfüllen. Diese neu entdeckte Selbstachtung kann dazu führen, dass wir Verhalten und Muster ausrangieren, die uns nicht länger nützen.

Unsere Reise kann Kummer und Trauer mit sich bringen, aber auch Aufregung angesichts all der Möglichkeiten, die vor uns liegen. Wenn wir Beziehungen aufgeben, die nach unserer Wandlung nicht länger zu uns passen, machen wir Platz für neue und gesündere Bindungen. Manche Freunde entwickeln sich vielleicht mit uns zusammen weiter und unterstützen unseren Prozess, während wir uns mit anderen einfach auseinanderleben.

Es ist ganz normal, dass wir uns angesichts solcher Entwicklungen manchmal egoistisch fühlen, weil wir schließlich unser Wachstum und Wohlbefinden in den Mittelpunkt stellen. Aber es geht hier nun einmal um uns selbst, und wir sollten erkennen, dass das Setzen von Grenzen ein Akt der Selbstliebe und nicht der Selbstsucht ist. Durch unsere Reise lernen wir, uns Wertschätzung entgegenzubringen, gesündere Beziehungen einzugehen und für uns ein authentischeres, erfüllenderes Leben zu gestalten.

FALLSTUDIE

In meiner Praxis besuchte mich regelmäßig auch eine Frau namens Mya, die von klein auf immer nur auf ihre Mutter gehört hatte. Ihr Kleidungsstil und ihr ganzes Verhalten wurden von ihrer Mutter beeinflusst, die sich sogar in Myas Liebesleben eingemischt und entscheidend dazu beigetragen hatte, wen ihre Tochter am Ende geheiratet hatte.

Mya hatte ihr Leben lang getan, was man ihr gesagt hatte, bis diese Dynamik eine schweren Krise nach sich zog. Sie führte eine unglückliche Beziehung und war sich nicht bewusst, dass sie eigene Meinungen und eine eigene Stimme hatte. Sie war unterdrückt, weil genau wie ihre Mutter auch ihr Partner sie in den Schatten stellte, und sie wusste nicht einmal mehr, wer sie eigentlich war.

Als man Mya sogar dazu bewegt hatte, ihre Arbeit aufzugeben, hatte das bei ihr zunächst zu großer Beklemmung und niedergeschlagener Stimmung geführt. Am Ende hat sie diese Gelegenheit allerdings dazu genutzt, eine Therapie anzufangen, in deren Rahmen sie ihre Verhaltensmuster analysieren konnte und die Reise ihres Lebens bis zu diesem Punkt besser verstand. Dadurch konnte sie damit beginnen, Grenzen zu setzen, um ihre Sicherheit zu gewährleisten. Sie lernte, dass sie auch ohne überwältigende Schuldgefühle oder den Eindruck, ein schlechter Mensch zu sein, zu manchen Dingen Nein sagen konnte. Einfach war das nicht. Mya realisierte, dass ihr Partner und sie unterschiedliche Werte vertraten, und beendete die Beziehung. Am Ende zog sie in eine andere Stadt und machte sich auf die Suche nach einer neuen Arbeit.

Mya hatte begriffen, dass sie lange ihr Leben darauf ausgerichtet hatte, es ihrer Mutter recht zu machen, und hat diese Dynamik beendet. Für mich war es wirklich schön, ihre Reise miterleben zu können und ihr für ihre Entfaltung einen sicheren Raum zu bieten. Durch den ganzen Prozess hatte Mya ein neues Bewusstsein ihrer Identität und ihrer Werte erlangt und war dazu in der Lage, ein Leben als ihr wahres Ich zu führen. Sie hatte gelernt, dass sie gut genug war, und ihr Leben nach dieser Überzeugung ausgerichtet.

Der Schichtkuchen der unterdrückten Gefühle

Wenn wir anfangen, unser Inneres zu erforschen, werden wir auf unterdrückte Gefühle und Wünsche stoßen. Den Mund aufzumachen und Nein zu sagen, kann sich am Anfang überwältigend anfühlen. Und wir durchleben solche Situationen ja mit geschärftem Bewusstsein, durch das viele Emotionen an die Oberfläche steigen können. Immer wieder höre ich von Patienten zunächst: »Aber ich hatte doch eine tolle Kindheit und habe von meinen Eltern alles bekommen.« Wenn diese Personen die Aussage auf sich wirken lassen und in die Tiefe gehen, stoßen sie jedoch oft auf zig Schichten unterdrückter Emotionen.

Stell dir mal vor, dass du einen perfekt glasierten Kuchen vor dir hast, der total lecker aussieht. Alle anderen Kuchen hier sind Schokoladenkuchen, daher gehst du mal davon aus, dass es sich bei dem hier auch um einen handelt. Du freust dich schon darauf. Als du nach einer Gabel greifst und loslegst, stellst du allerdings fest, dass der Kuchen nur außen mit Schokolade glasiert ist. Im Inneren befinden sich unterschiedliche Schichten – mit Vanille-, Erdnuss- und Himbeergeschmack – die alle zusammengepackt wurden und unter der Schokolade verborgen waren. An manchen Stellen ist der Kuchen nicht ganz durchgebacken. Die makellose Glasur aus Schokolade, die so toll aussah, hat aber alles überdeckt.

Nach und nach arbeitest du dich durch die unterschiedlichen Lagen und lernst mehr darüber, was du hier vor dir hattest. Wenn du am Ende vor dem leeren Teller sitzt, ist dir längst klar, dass du es mit etwas ganz anderem, viel Komplexerem zu tun hattest als mit dem erwarteten Schokoladenkuchen. Schicht für Schicht hat er seine wahre Natur gezeigt, seine chaotische, unvollkommene Pracht.

Den Kuchen anzuschneiden, hat seine verborgenen Seiten zum Vorschein gebracht. Auf dieselbe Weise wird dir das Ergründen deiner Psyche Aspekte von dir zeigen, die unterdrückt oder unterentwickelt waren, wird sie an die Oberfläche holen, damit sie genährt werden und wachsen können.

Schüchterne Menschen können in sich zum Beispiel ungeahntes Selbstbewusstsein entdecken, während ewige Jasager neue Werte und Ziele identifizieren und dadurch versuchen können, ihr Bedürfnis nach Sicherheit und Stabilität auf andere Weise zu befriedigen. Wer sich bisher von seinen Gefühlen hat mitreißen lassen, kann einen Schritt zurücktreten, um sich sachlicher und unvoreingenommener zu zeigen. Dieser Prozess verbessert unser Selbstverständnis und bietet uns im Grunde die Möglichkeit, im Leben neue Perspektiven einzunehmen.

Die Kraft der Pause

In unserer hektischen Welt heute erscheinen Pausen zum Nachdenken und Planen vielleicht nicht sehr zeitgemäß, da sie als Verschwendung unserer knapp bemessenen Zeit gesehen werden könnten. Man kann aber nicht genug betonen, welch großen Nutzen sie mit sich bringen: Wir werden zu neuen Perspektiven gelangen, strategische Entscheidungen treffen, unsere Kreativität anregen, Stress reduzieren und uns Ziele für die Zukunft stecken können.

Durch bewusst in unsere Routine eingebaute Pausen können wir uns Herausforderungen mit mehr Klarheit stellen und unser Leben auf mehr Sinnhaftigkeit und Erfolg ausrichten.

Wenn wir bei einer Angelegenheit nicht weiterkommen, greifen wir oft auf die immer gleichen Ideen und Möglichkeiten zurück, die aber nichts bringen. Indem wir mal einen Schritt zurücktreten, aktivieren wir andere geistige Kräfte und durchlaufen eine sogenannte »Inkubationszeit«, bei der unbewusste mentale Prozesse zu kreativen Problemlösungen führen können. Wissenschaftler beschreiben das auch als »nützliches Vergessen«[5]. Dadurch können wir unser Denken neu ausrichten, uns von einschränkenden Überzeugungen freimachen und sie durch neue, einzigartige Lösungen ersetzen. Und genau das wollen wir ja.

In den Übungen zum Setzen von Grenzen für HFA-Verhaltenstyp 7 habe ich vorgeschlagen, uns einen Alarm zu stellen und uns eine Weile hinzusetzen, um ganz in Ruhe unsere Gedanken und Gefühle zu ergründen. Das hilft auch in diesem Fall weiter. Und durch bewusstes Atmen werden wir den Bereich unseres Gehirns, der hier am Werk ist, mit dem nötigen Sauerstoff versorgen.

Um mir mein Magisterstudium zu finanzieren, hatte ich drei Jobs, und ich weiß noch gut, was für eine Hetze das war. Im Nachhinein kann ich selbst nicht sagen, wie ich das alles geschafft habe. Damals habe ich mir nie Zeit zum Verschnaufen genommen. Wenn ich das gemacht hätte, hätte ich mir nämlich eingestehen müssen, wie gestresst und erschöpft ich war. Ich habe mich in jenen Jahren nicht gut um mich gekümmert und bin dadurch immer tiefer in eine Dynamik geraten, durch die ich pausenlos in Bewegung war.

Allerdings gehörte zu meinem Studium eine wöchentliche Therapiesitzung. Beim Betreten der Praxis hatte ich immer tausend zu erledigende Dinge im Kopf. In der folgenden Stunde würde sich aber alles nur um mich drehen, weshalb ich im Hier und Jetzt präsent sein musste. Wenn das nicht der Fall war, merkte es meine Therapeutin sofort. Durch diese Sitzungen lernte ich, wie viel Kraft uns Pausen geben können. Ich entwickelte Interesse an Atemübungen, Meditation und anderen Entspannungstechniken, die für das Sichern meines Wohlbefindens und meiner geistigen Gesundheit ganz entscheidend geworden sind.

An dieser Stelle würde ich gern unterstreichen, dass *Pausen* für jeden anders aussehen können. Manche machen sich vielleicht eine Tasse Tee oder setzen sich ohne elektronische Geräte nach draußen und achten dort auf die Geräusche der Umgebung, während andere meditieren. Was auch immer für dich als Auszeit funktioniert – mach es zum festen Bestandteil deines Lebens.

ZUSAMMENFASSUNG SCHRITT 4

Wir sind am Ende von Schritt 4, halte daher für eine Bestandsaufnahme inne. Wie ergeht es dir auf dieser Reise bisher? In welcher Hinsicht haben die durchlaufenen Schritte und die damit einhergehenden neuen Erkenntnisse die Dinge für dich verändert? Analysiere, von welchem Ausgangspunkt es für dich losging und wo du jetzt stehst. Was du bisher geleistet hast, war nachhaltige, wirkungsvolle Arbeit. Fantastisch, dass du es bis hierher geschafft hast!

Bei dir sind jetzt tiefschürfende Veränderungen im Gange. Deshalb hast du vielleicht das Gefühl hast, dass alles in Aufruhr ist oder auseinanderbricht. In Wirklichkeit erinnert der Prozess eher an einen Schmetterling, der sich aus seinem Kokon zu befreien versucht. Es ist an der Zeit, deine Kindheit und deine Überzeugungen unter die Lupe zu nehmen, das, was man dir dein Leben lang erzählt hat und woran du dich anzupassen versucht hast. Du bist jetzt an einem Punkt, an dem du für dich selbst denken und ein Leben gestalten kannst, das besser zu dir passt. Von dem großen Psychoanalytiker Carl G. Jung stammt der Satz: »Sinn macht vieles, vielleicht alles ertragbar.«[6] Du versuchst jetzt, im Leben für dich einen Sinn zu finden und zu akzeptieren, wer du wirklich bist. Und das wird unglaubliche Auswirkungen haben.

Eines solltest du dabei im Hinterkopf behalten: Wenn sich deine Überzeugungen ändern, dann ändern sich durch mehr Bewusstsein und Zielgerichtetheit gleichzeitig deine Werte. Und wenn sich deine Werte ändern, schlägst du im Leben eine neue Richtung ein, weil du nicht mehr die gleichen Entscheidungen triffst. Deine Schwingungen ändern sich, was dazu führt, dass du eine andere Art von Menschen anziehst. Einfach ignorieren kannst du das alles nicht, weil dabei handfeste Veränderungen vor deiner Tür stehen und anklopfen. Diese neuen Impulse verschwinden nicht mehr, auch dann nicht, wenn du sie zu unterdrücken versuchst. Also mach doch die Tür auf. Du brauchst auch noch nicht alle reinzulassen – die Entscheidung liegt ganz bei dir. Bist du bereit für Schritt 5?

SCHRITT 5

Entwickle Mitgefühl für dich selbst

In der Einleitung habe ich dargelegt, warum ich dieses Buch schreiben wollte. Ich habe darüber gesprochen, dass sich so viele Menschen gern gut genug fühlen möchten, ohne dafür auf Anerkennung von außen angewiesen zu sein, und dass sie sich nicht länger mit dem herumschlagen wollen, was ihr Verstand ihnen zuflüstert. All denen möchte ich gern zeigen, dass die Möglichkeit zum Wandel besteht und dass Veränderungen von innen kommen. Mein Fünf-Schritte-Plan soll dir und Menschen wie dir dabei helfen, euch endlich von Verhaltensweisen und Denkmustern zu befreien, die euch einschränken.

Du musstest bereits einen langen Prozess durchlaufen, um diesen Punkt im Buch zu erreichen. Dafür war Ehrlichkeit vonnöten, die Bereitschaft, dich deinen Ängsten zu stellen, in die Vergangenheit zu schauen und dich mit all den an die Oberfläche steigenden Gefühlen auseinanderzusetzen. Und hier bist du nun bei Schritt 5, durch den du alles über Mitgefühl dir selbst gegenüber lernen wirst. *Ein ganzes Kapitel* nur darüber, gut zu sich selbst zu sein? Ja, genau! Hier geht es darum, wie du dich behandelst und täglich für dich einstehst. Geh nicht mehr so hart mit dir ins Gericht. Es ist an der Zeit, nicht länger die von dir selbst gesetzten Erwartungen erfüllen zu wollen, nur um dich durch Anerkennung von außen gut genug zu fühlen.

Dieser Schritt wird dabei helfen, dich zu erden, dich wie ein Baum tief zu verwurzeln. Die Wurzel ist dabei dein Mitgefühl für dich selbst, also lass es ordentlich wachsen! Wenn ich meine Patienten frage, ob sie mit anderen genauso sprechen wie mit sich selbst, antworten sie für gewöhnlich, dass ihnen das im Traum nicht einfallen würde. Warum sind wir zu uns selbst so hart? Wieso geben wir uns mit Krümeln zufrieden, wenn wir allen anderen das ganze Brot gönnen. Uns steht auch ein Laib Brot zu! Die Wahrheit sieht doch so aus: Was wir unserer Meinung nach verdient haben, beruht auf unserem Selbstwertgefühl.

***Bei jedem sieht die Reise anders aus,
und du befasst dich hier nur mit dir allein.
Es kann doch nicht sein, dass du immer
für alle da bist, aber nie für dich selbst.***

Stell dir mal deinen Verstand als Garten vor und deine Gedanken als Samen. Du darfst selbst bestimmen, welche davon du säen willst. Entscheide dich nicht für die Samen der Angst oder Scham, sondern lieber für solche, die Positivität, Liebe und Wohlstand in sich tragen. Und statt dich um die Gärten aller anderen zu kümmern, kannst du deinen eigenen zauberhaft gestalten und damit wunderbare Menschen anziehen, die ihn gern besuchen wollen. Frage dich selbst: Was für Samen wirst du säen? Und wie willst du deinen Garten pflegen?

Einen eigenen Code fürs Leben schreiben

Ich habe es weiter oben bereits gesagt: Wir bringen uns bei der Reise unseres Lebens Liebe entgegen, indem wir Mitgefühl mit uns haben und uns erlauben, einfach wir selbst zu sein. Ich glaube auch, dass wir alle unsere eigene Ethik und einen »Code fürs Leben« haben, der uns zu eigen ist. Wenn wir diesen Code respektieren wollen, dann müssen wir uns um Verständnis dafür bemühen, *warum* er so wichtig ist. Und das können wir nur, wenn wir uns selbst gut kennen. Durch die Arbeit mit diesem Buch hast du bereits viel geschafft und hoffentlich eine Menge neue Selbsterkenntnis gewonnen.

Der Code für unser Leben kann vielen unterschiedlichen Bereichen der menschlichen Existenz entstammen. Denk zum Beispiel an den Stoizismus, dessen Anhänger ihr Leben nach Grundsätzen eines philosophischen Systems aus dem alten Griechenland gestalten. In Schritt 5 möchte ich dich allerdings dazu anregen, basierend auf deinen Lebenserfahrungen einen *eigenen* Code für *dein Leben* zu schreiben. Was du in diesem Buch gelernt hast, wird dir dabei helfen, in die Tiefe zu gehen. So wirst du auf deine eigene Weisheit zurückgreifen und ein Leben gestalten können, das wirklich widerspiegelt, wer du bist.

Dich selbst zu lieben, wird positive Dinge anziehen. Wenn du dich auf eine bestimmte Art und Weise behandelst, zeigst du damit dem Universum, was dir deiner Meinung nach zusteht. Alles beginnt mit den Gefühlen, die Gefühle du dir entgegenbringst. Also entscheide dich bewusst dafür, dich als würdig und wertvoll, als etwas ganz Besonderes zu empfinden, als eine Person, die nur das Beste verdient hat.

Zwölffache Power: Ein Dutzend Möglichkeiten, aufzublühen und zu gedeihen

In Schritt 3 hast du ein Rüstzeug mit Hilfsmitteln zusammengestellt, die dir beim Umgang mit Angst und Selbstzweifeln helfen. Jetzt werden wir uns die zwölffache Power ansehen, die dich bei deinen Bemühungen um Mitgefühl, Selbstliebe und letztlich auch Freude im Leben unterstützt – mehr Verständnis wird dir ein Leben mit all diesen Dingen ermöglichen. Manche der Vorschläge werden nicht zu dir passen, andere schon. Denk daran, dass du einzigartig bist und dir daher auch deinen ganz individuellen Pfad zu einem erfüllten Leben bahnen wirst.

Power 1: Übe dich in Achtsamkeit

Sei im Hier und Jetzt präsent, weil das die Möglichkeit in sich birgt, deine Wirklichkeit zu gestalten. Genieße die Schönheit der Gegenwart und koste sie in vollen Zügen aus, denn darin liegen wahre Freude, Wachstum und die Verbindung zu anderen.

Studien deuten darauf hin, dass Mindfulness-Übungen dabei helfen können, Stress zu reduzieren, Aufmerksamkeit und Konzentration zu fördern, die geistige und körperliche Gesundheit zu verbessern und sogar glücklicher zu machen. Stille ist ein wirksames Gegenmittel gegen Perfektionismus und bietet eine dringend benötigte Pause, in der du dich um einen besseren Zugang zu deinem wahren Selbst bemühen kannst. Aber wie soll das gehen?

Ich muss ganz ehrlich sagen, dass Achtsamkeit für jeden von uns anders funktioniert. Die Wege zur Achtsamkeit sind so vielfältig wie wir Menschen. Dafür brauchen wir nicht draußen auf einer Yogamatte zu sitzen und die Vögel zwitschern zu hören – wir können auch gewöhnliche Alltagstätigkeiten voller Achtsamkeit durchführen, uns zum Beispiel eine Tasse Tee machen oder die Hände waschen. Im Wesentlichen geht es darum, gut auf unsere Gedanken, Gefühle und Sinne (Sehen, Hören, Riechen, Schmecken und Fühlen) zu achten, um uns unserer Umgebung voll und ganz bewusst zu werden.

Durch mehr Achtsamkeit für uns selbst und unsere Umgebung können wir wunderbar positive Schwingungen fördern. Lass deine Tage nicht einfach an dir vorbeiziehen – lebe absichtsvoll!

Achtsamkeit kann auch deine Rücksicht und Einfühlsamkeit verstärken – was die Wahrscheinlichkeit von mehr Freundlichkeit und Mitgefühl uns selbst und anderen gegenüber erhöht.

Ich erinnere mich gut an meine ersten Schritte beim Thema Mindfulness. Damals hielt ich das noch für Zeitverschwendung. Das änderte sich allerdings, nachdem ich für mich Freiräume ohne Handy und ohne nie enden wollende To-do-Liste geschaffen hatte. So konnte ich besser erkennen, wie ich mit mir selbst gesprochen und durch meinen Perfektionismus unrealistische Maßstäbe angelegt habe, die zu Stress und Beklemmung geführt haben. Pausen haben mir dabei geholfen zu verstehen, welche meiner Dynamiken durch Angst ausgelöst wurden.

Unsere Aufmerksamkeit bewusst auf die Gegenwart zu lenken, kann Grübeleien über Vergangenheit und Zukunft verringern, was sich positiv auf das Stresslevel auswirken wird. Indem wir unser Bewusstsein auf den gegenwärtigen Moment richten und uns in Beobachtung ohne Urteil üben, können wir uns vom Joch des Perfektionismus befreien.

Achtsamkeit und Momente der Stille befähigen uns auf lange Sicht dazu, unser wahres Selbst zu akzeptieren, im Hier und Jetzt Freude zu finden und ein ausgeglicheneres, erfüllteres Leben voller Leichtigkeit zu führen. In der Stille können wir die Schönheit unseres perfekten Nicht-perfekt-Seins genießen. Wenn man sie bewusst in sein Leben einbindet, funktioniert Achtsamkeit wunderbar. Daher schlage ich dir als Nächstes vor, mit der folgenden Übung etwas davon in deinen Wochenrhythmus zu integrieren.

SICH UM ACHTSAMKEIT BEMÜHEN

Setze dich hin und nimm dir Zeit, um ganz bewusst zu durchleben, was du in diesem Moment fühlst. Lass alles raus und atme tief durch, dann halte inne und nimm Kontakt zu dir selbst auf. Stelle dir bildlich vor, wovon du gern Abschied nehmen würdest. Dieser Augenblick in der Gegenwart bietet die Gelegenheit für gezielte Veränderungen.

Du kannst dich auch in Achtsamkeit üben, indem du ein Dankbarkeitsjournal führst, in der Natur spazieren gehst, meditierst, dich auf deine Gefühle und Empfindungen konzentrierst oder Atemübungen machst. All diese Ideen kannst du parallel anwenden oder jeden Tag etwas Neues ausprobieren. Und deine Achtsamkeitsreise kann mit einer Verpflichtung zu nur 60 Sekunden am Tag beginnen. Wenn du dich durch deine Gedanken oder irgendeinen Vorfall überwältigt fühlst, dann stelle dir folgende Fragen:

1. Ist meine Reaktion vielleicht übertrieben? War das wirklich so eine große Sache? Wird es auf Dauer von Bedeutung sein?

2. Pauschalisiere ich vielleicht zu sehr? Ziehe ich Schlüsse, die eher auf Überzeugungen oder früheren Erfahrungen beruhen als auf Tatsachen?

3. Versuche ich, Gedanken zu lesen? Setze ich bei meinem Gegenüber bestimmte Überzeugungen oder Gefühle voraus? Bin ich gerade dabei, seine Reaktion zu erraten?

4. Gehe ich zu hart mit mir ins Gericht? Bezeichne ich mich in Gedanken selbst als »hoffnungslosen Fall«, als »dämlich« oder »fett«?

5. Beschwöre ich ein Alles-oder-Nichts-Szenario herauf? Sehe ich den Vorfall als komplett gut oder schlecht, ohne zu berücksichtigen, dass die Wirklichkeit selten schwarz oder weiß ist? Antworten findet man meistens im grauen Bereich zwischen den beiden Polen.

6. Wie zutreffend ist dieser Gedanke, wie sehr entspricht er der Wahrheit? Kann ich mit etwas Abstand vielleicht die Dinge so betrachten, wie es eine Freundin von mir oder ein unbeteiligter Beobachter tun würde? Kann ich statt der subjektiven eine objektive Perspektive einnehmen?

Power 2: Lausche deiner inneren Stimme

Hör gut zu, was dir deine innere Stimme zuflüstert, da sie den Keim für den Glauben an dich selbst, für Wandel und mehr Selbstwertgefühl in sich trägt. Gestalte deinen inneren Dialog durch Freundlichkeit, Ermu-

tigung und Mitgefühl so, dass er sich zu einem mächtigen Instrument entwickelt und dir den Weg zu deinen Träumen ebnet.

Indem du deine Eigenwahrnehmung schärfst und genau darauf zu achten beginnst, wie du mit dir sprichst, kannst du eine mitfühlendere Kommunikation mit dir selbst entwickeln, die dich stärkt und voranbringt. Ein feines Gespür für unser inneres Selbstgespräch hat auch großen Einfluss darauf, wie wir uns unserem Umfeld präsentieren. Außerdem gewinnen wir dadurch Einsichten in Bezug auf unsere Wünsche, Ängste, Stärken und Schwächen.

Diese Selbsterkenntnis erlaubt es uns, bewusste Entscheidungen zu treffen und unser Handeln auf unser authentisches Selbst auszurichten. Wir empfinden nicht länger den Drang, uns an gesellschaftliche Erwartungen anzupassen oder eine Maske zu tragen, um anderen zu gefallen. Stattdessen akzeptieren wir unsere Einzigartigkeit und bringen unsere wahren Gedanken und Gefühle voller Selbstvertrauen zum Ausdruck.

Wenn wir uns selbst gut zuhören, entwickeln wir auch immer besseren Zugang zu unserer Intuition und inneren Weisheit. Und wenn wir unserer Intuition vertrauen, bewegen wir uns im Leben mit mehr Zielgerichtetheit, fahren eine klarere Linie, weil wir unserem inneren Kompass folgen. Dass wir unsere Bedürfnisse zu würdigen wissen und aktiv auf ihre Befriedigung hinarbeiten, trägt zu einer gesünderen Beziehung zu uns selbst bei. Diese Selbstfürsorge geht noch über das persönliche Wohlbefinden hinaus und wirkt sich darauf aus, wie wir anderen begegnen. Wenn wir es zu unserer Priorität machen, dass es uns gut geht, können wir der Welt mit mehr Energie, Mitgefühl und Präsenz gegenübertreten.

Unsere Gedanken sind der Ursprung unserer Launen und unserer Gefühle. Die Gespräche, die wir mit uns selbst führen, können schädlich oder förderlich sein, sie können beeinflussen, was wir uns selbst gegenüber empfinden und wie wir auf Geschehnisse in unserem Leben reagieren. Wir können viel lernen, wenn wir gut zuhören und darauf achten, wie wir mit uns selbst sprechen. Dadurch werden wir uns der Überzeugungen bewusst, die uns kleinhalten, negativer Selbstansprachen und Verhaltensmustern, die uns nicht länger nutzen. Die neue Erkenntnis führt zu einer Auseinandersetzung mit dieser uns einschränkenden Rhetorik und einem Kurswechsel bei der Perspektive. Wir ermöglichen es uns damit, neue Möglichkeiten auszuloten und unseren Horizont zu erweitern.

Wenn wir auf unsere innere Stimme hören, öffnen wir uns für einen Lernprozess und dafür, uns weiterzuentwickeln und zur besten Version von uns selbst zu werden.

Jede neue Erfahrung kann die Gelegenheit für Selbsterkundung und Entfaltung bieten – wenn du dazu bereit bist, gut zuzuhören. Denk daran, dass es sich um einen fortlaufenden Prozess handelt. Die Kommunikation mit dir selbst funktioniert wie jede Beziehung: Sie erfordert Zeit und Aufmerksamkeit. Es wird Situationen geben, in denen die Dinge nicht nach Plan laufen und du am Ende frustriert oder wütend auf dich selbst sein wirst. In so einem Moment hast du aber eine Wahl: Du kannst dir entweder mit Verständnis begegnen oder dich fertigmachen. Ich habe bei mir selbst und bei Patienten in meiner Praxis festgestellt, dass wir uns oft nicht zutrauen, ohne die altbekannte Schikane irgendwas erledigt zu bekommen. Wir haben uns daran gewöhnt, uns durch Angst zu motivieren. Aber versuchen wir es doch mal mit dem Gegenteil: Nehmen wir uns vor, Aufgaben zielgerichtet und absichtsvoll in Angriff zu nehmen. Wenn wir zwei Ansätze für Selbstgespräche vergleichen, können wir deutlich eine negative und eine konstruktive, positive, erkennen. Lass diese beiden Aussagen auf dich wirken und sage sie laut zu dir selbst:

1. »Ich werde mich heute im Meeting zu Wort melden, weil ich etwas Wertvolles dazu beizutragen habe.«
2. »Ich glaube nicht, dass ich heute im Meeting den Mund aufmachen werde, weil ich albern dastehen oder als dumm rüberkommen werde, wenn ich etwas Falsches sage.«

Achte aufmerksam darauf, wie du dich nach jedem Satz fühlst. Durch den ersten Satz wirst du neue Energie verspüren, während dich der zweite wie einen Vogel Strauß zurücklassen wird, der den Kopf in den Sand stecken will. Wenn du deinem inneren Dialog Beachtung schenkst, entwickelst du mehr Wahrhaftigkeit und einen besseren Zugang zu dir selbst. Das führt auch dazu, dass du auf Situationen bewusster reagieren kannst, statt dich impulsiv von automatischen Denkmustern mitreißen zu lassen.

SETZE DICH MIT DEINEN SELBSTGESPRÄCHEN AUSEINANDER

Nimm dir einen Moment Zeit und denk darüber nach, was du dir heute so alles gesagt hast. Warst du kritisch oder hast du freundlich und aufmunternd mit dir selbst gesprochen? Wie hast du dich nach innerlichen Diskussionen gefühlt? Hast du mit dir geredet wie mit einem Freund?

Sieh dir einmal die folgenden Aussagen und ihre positiven Alternativen an. Welche davon entsprechen am ehesten deiner Art, mit dir umzugehen?

- »Mann, ich bin ja so unfähig! Diese Präsentation habe ich total verhauen. Damit ist meine Karriere wohl gelaufen.«
  Alternative: »Das kann ich besser. Beim nächsten Mal bereite ich mich gründlicher vor und übe mehr. Vielleicht sollte ich mich beim Thema Reden in der Öffentlichkeit sogar weiterbilden. Das wäre auf jeden Fall gut für meine Karriere.«

- »In einer Woche schaffe ich das doch niemals. Das ist einfach unmöglich.«
  Alternative: »Es ist viel Arbeit, aber ich nehme das Schritt für Schritt in Angriff. Vielleicht können mir dabei ja Freunde unter die Arme greifen.«

- »Wie lächerlich! Ich kann mir doch nicht beibringen, positiv zu denken!«
  Alternative: »Positiver zu denken, könnte mir in vielerlei Hinsicht helfen. Ich werde es zumindest versuchen.«

- »Wie fett ich in diesem Kleid aussehe! Kein Wunder, dass sich keiner mit mir verabreden will! Warum klappt das mit dem Abnehmen einfach nie? Was ist nur los mit mir?«
  Alternative: »So, wie ich bin, bin ich schön, und dass etwas mit mir nicht stimmt, ist Quatsch. Ich bin glücklich, ich bin gesund und werde geliebt.«

Na, wie war das? Wenn dir klar wird, dass du innerlich eher zu Negativität tendierst, dann ist es Zeit zum Umdenken und für einen neuen Ansatz bei deinen Selbstgesprächen. Bist du bereit für eine Herausforderung? Ich schlage Folgendes vor: Wenn du das nächste Mal fies zu dir bist, halte doch erst einmal inne. Versuche, auf positivere Art und Weise mit dir zu sprechen, wie ich es oben mit den Alternativen vorgemacht habe. Wiederhole diese Übung so oft wie nötig und trage dein Licht in die Welt hinaus.

Power 3: Lass dein Licht erstrahlen

Akzeptiere dein inneres Leuchten und lass es nach außen hin funkeln. Es ist viel besser, im Glanz des eigenen Lichtes vorzutreten, als es unter den Scheffel zu stellen und Kompromisse einzugehen, um dich an die Schatten anderer anzupassen.

Hör damit auf, nach Anerkennung zu streben. Riskiere nicht deine Wahrhaftigkeit, nur um dazuzugehören. Du bist gut genug. Widme deine Zeit den Menschen, die dir neue Lebenskraft schenken und emotional für tiefer gehende Beziehungen bereit sind. Das heißt nicht, dass du den Kontakt zu allen abbrechen sollst, in deren Gesellschaft du dich nicht auf eine bestimmte Art und Weise fühlst. So funktionieren Beziehungen nicht. Versuche stattdessen zu erkennen, was so ein Mensch in dir auslöst. Vielleicht besteht sogar die Möglichkeit, mit ihm darüber zu sprechen, wodurch sich eure Beziehung zueinander vertiefen kann.

Ehre das Licht deines wahren Selbst und widerstehe der Versuchung, dich kleinzumachen, um anderen zu gefallen. Wenn dir auffällt, dass du dich in der Gesellschaft einer bestimmten Person immer zu verbiegen und anzupassen versuchst, dann ergibt sich durch diese Erkenntnis die Gelegenheit zu persönlicher Weiterentwicklung. Vielleicht hat dieses Gefühl mit etwas zu tun, was in dir an die Oberfläche steigt. Dir bietet sich hier also eine Chance, mehr über dich selbst und darüber herauszufinden, warum du dich auf eine bestimmte Weise verhältst. Jeder Tag birgt Möglichkeiten, neue Einsichten zu gewinnen, die bei der persönlichen Entfaltung helfen.

Werde dir nicht selbst durch ein Verharren in Mustern untreu, die die Bedürfnisse anderer über deine stellen. Du solltest analysieren, warum du das tust und welchen Interessen es dient. Deine Beweggründe zu verstehen, wird allerdings noch nicht zu Veränderungen führen. Danach musst du auch entsprechend an dir arbeiten, was viel Übung erfordert. Dieses Buch zu lesen, ist schon ein guter Anfang!

Durch das Erstrahlen in deinem eigenen Glanz erwirkst du viel mehr als durch das Dämpfen deines Lichtes um der Anpassung willen. Deine Individualität und Einzigartigkeit machen dich zu etwas Besonderem.

Wenn wir über unser wahres und authentisches Selbst sprechen, geht es meiner Erfahrung nach oft darum, unseren durch HFA bedingten hochfunktionalen Teil mit den Facetten unserer Persönlichkeit in Einklang zu bringen, denen wir bisher nicht viel Liebe entgegengebracht haben. Damit will ich zum Ausdruck bringen, dass unser Ziel nicht die komplette Beseitigung von HFA ist. Vielmehr sollten wir sie als einen Teil von uns akzeptieren und die durch HFA gewonnenen Einsichten nutzen, um unsere Begegnungen mit der Welt und unseren Mitmenschen einfühlsamer zu gestalten. Der Schlüssel dazu ist, uns nicht länger von HFA kontrollieren zu lassen.

Früher war HFA für mich der dominierende Aspekt meiner Persönlichkeit. Das ist jetzt anders. Wenn ich heute Schwierigkeiten damit hätte, die Bitte eines anderen zu erfüllen, sage ich nicht einfach Ja, um einem möglichen Konflikt aus dem Weg zu gehen. Dabei *merke* ich durchaus, dass mir die Vorstellung Sorgen bereitet. Aber ich kann die Situation objektiv betrachten und werde nicht länger von Gewissensbissen geplagt, wenn ich klarstelle, dass ich selbst viel um die Ohren habe und deshalb leider nicht helfen kann. Ich bin dazu in der Lage, meine Angst zu regulieren, statt mich von ihr steuern zu lassen.

Indem du deine wahre Essenz ehrst und nach außen trägst, hilfst du beim Erschaffen einer Welt, in der Authentizität geschätzt und Vielfalt gefördert wird. Akzeptiere dein Licht und lass es leuchten. Es wird anderen den Pfad erhellen, auf dem auch sie aus eigener Kraft leuchten können.

EHRE DEIN WAHRES SELBST

Ist dir aufgefallen, dass du oft andere auf ein Podest hebst? Machst du dich selbst hingegen eher klein, weil du Angst hast, anderen zu viel zu werden? Dann setze dich doch mal mit diesen nützlichen Fragen auseinander:

- **Welche Überzeugungen, welche Denkmuster, führen zu meiner Tendenz, andere zu idealisieren und mich selbst kleinzumachen? In wel-**

cher Form schränkt diese Perspektive meine Authentizität und mein Auftreten anderen gegenüber ein?

- Bestätigen irgendwelche Anzeichen meine Überzeugung, dass ich anderen lästig werde? Haben bestimmte Situationen oder Erfahrungen zum Entstehen dieses Eindrucks beigetragen?
- Wie beeinflusst es mein Wohlbefinden und meine Fähigkeit zur Selbstverwirklichung, wenn ich zulasse, dass sich mein inneres Licht trübt?
- Was sind meine einzigartigen Stärken und Schwächen, wie kann ich mich auf dieser Welt einbringen?
- Wie würde es sich auf meine Beziehung zu anderen auswirken, wenn ich mein wahres Selbst auf positive Weise zum Ausdruck bringe?
- Wenn ich keine Angst mehr hätte, anderen zu viel zu werden – wie würde es sich dann anfühlen, voll in meinem authentischen Selbst aufzugehen?
- Wie kann ich meine Perspektive neu ausrichten, um meine Einzigartigkeit als Gabe und nicht als Last zu empfinden?
- Welche Schritte kann ich unternehmen, um mein wahres Ich zu ehren, mein Licht leuchten zu lassen und auch das Unbehagen auszuhalten, das damit einhergehen kann?

Die Beschäftigung mit diesen Fragen kann zu mehr Klarheit darüber führen, welche zugrundeliegenden Überzeugungen und Verhaltensmuster dazu beitragen, dass du dich kleinmachst.

Durch Selbstbetrachtung und Mitgefühl für dich selbst kannst du

diese Überzeugungen auf den Prüfstand stellen und Strategien entwickeln, um dein wahres Selbst zu akzeptieren und zum Ausdruck zu bringen. So kannst du dein Licht zum Strahlen bringen, ohne dich dafür rechtfertigen zu wollen.

Power 4: Nutze deine Energie bewusst

Deine Energie ist ein wertvoller Kraftstoff, daher solltest du dir sehr genau überlegen, wie und wo du sie einbringen willst. Nutze sie bewusst für Dinge, die dir wichtig sind. Wie du dir deine Energie einteilst, sollte sich an deinen Werten und Leidenschaften orientieren, wenn du dein Potential voll ausschöpfen willst.

Stelle dir mal vor, dass dir jeden Tag nur hundert Energieeinheiten zur Verfügung stünden. Wie du sie »ausgibst«, kann dein Wohlbefinden, deine Produktivität und deine Selbstverwirklichung entscheidend beeinflussen. Sie weise zu nutzen, statt sie durch Bemühungen für andere zu verschwenden, gehört zum Prozess von Heilung und Wachstum mit dazu. Die Autorin und Aktivistin für soziale Gerechtigkeit L. R. Knost drückt es so aus: »Gut auf mich achtzugeben, bedeutet nicht ›ich zuerst‹ – es bedeutet ›ich auch‹.«[7]

Denk immer daran: Du darfst selbst entscheiden, wie du deine Energie investierst. Nutze dieses Geschenk, im Leben absichtsvoll handeln zu können. Verwende deine Energie auf Dinge, die dich beflügeln, mit deinen Werten im Einklang stehen und deinen Leidenschaften neuen Schwung verleihen.

Indem du deine Energie bewusst einsetzt, erschaffst du ein Leben voll klarer Absichten und positiver Schwingungen, das mit deinem wahren Selbst im Einklang steht.

Wenn wir Energie auf Dinge verschwenden, die nicht mit unseren Werten, unserer Leidenschaft und unserem Prozess des Wachstums im Einklang stehen, riskieren wir geistige, emotionale und körperliche Erschöpfung. Vielleicht sind wir dadurch kaputt und niedergeschlagen. Wir fragen uns, warum uns für die Verwirklichung unserer Träume Motivation oder Begeisterung fehlt, oder schlimmer noch: Wir denken, dass mit uns irgendetwas nicht stimmt. In solchen Momenten müssen wir innehalten und neu abwägen, wie wir mit unserer Energie haushalten wollen.

Du kannst dir das Ganze auch so vorstellen, als würdest du ein Bild malen. Jede Tätigkeit und Handlung entspricht einem Pinselstrich. Entsteht hier ein Bild, das dich glücklich macht und dein wahres Ich widerspiegelt? Oder sieht man auf der Leinwand nur einen Abklatsch von dem, was andere deiner Meinung nach von dir erwarten? Handle wie ein wahrer Künstler, übernimm die Kontrolle und gestalte mit jedem Pinselstrich deine Realität, bis du etwas geschaffen hast, das dich wirklich glücklich macht.

Wenn du deine Energie bewusster einsetzt, stellst du vielleicht fest, dass in manchen Bereichen deines Lebens Dinge neu ausgerichtet werden müssen. Sei bei diesem Prozess gut zu dir selbst. Denk daran, dass Wachstum seine Zeit braucht und jede kleine Veränderung einen Schritt hin zu mehr Harmonie und Erfüllung darstellt.

All das beginnt mit der Selbsterkenntnis. Frage dich selbst: *Wohin fließt meine Energie? Investiere ich sie weise, oder vergeude ich sie mit*

Angelegenheiten, die mich nicht weiterbringen? Die folgende Übung wird dir dabei helfen, deine Energie auf Ziele auszurichten, die dich mit Freude und Begeisterung erfüllen und deinem Leben einen Sinn geben, statt dich zu ermüden und an dir zu zehren.

DEINE ENERGIE ANALYSIEREN

Lege in deinem Tagebuch oder auf einem Notizblock eine Tabelle mit zwei Spalten an, einer für »Energieräuber« und einer für »Energiespender«. Notiere in der jeweils passenden Spalte jeden Tag deine Tätigkeiten, Aufgaben und Begegnungen.

- **Energieräuber: Aktivitäten oder Begegnungen, nach denen du dich erschöpft, niedergeschlagen oder ausgelaugt fühlst. Diese Liste mag Aufgaben umfassen, die du nicht gern erledigst, Klatsch und Tratsch oder Zeit mit Menschen, die du anstrengend findest.**
- **Energiespender: Aktivitäten oder Begegnungen, durch die du dich erfüllt, energiegeladen und glücklich fühlst. Auf dieser Liste stehen vielleicht deine Lieblingshobbys, Zeit mit geliebten Menschen, kreative Momente oder Augenblicke, in denen du dich entspannst und dich um dein Wohlbefinden kümmerst.**

Schau dir nach ein paar Tagen in Ruhe deine Aufzeichnungen an und halte nach möglichen Mustern Ausschau. Gibt es bestimmte Aktivitäten oder Begegnungen, die dich ständig Energie kosten? Und bauen dich manche Aktivitäten unfehlbar wieder auf?

Setze dir mit diesem neuen Bewusstsein für den nächsten Tag oder

die nächste Woche entsprechende Ziele. Versuche, die energieraubenden Aktivitäten zu verringern oder einzuschränken und deinen Energiespendern Vorrang zu geben. Sei dabei gut zu dir selbst und bleib realistisch. Schon kleine Veränderungen können auf lange Sicht große Wirkung zeigen.

Übe dich im Laufe des Tages in Achtsamkeit, wenn du Entscheidungen darüber triffst, wie du dir Zeit und Energie einteilst. Halte einen Moment inne, bevor du mit einer Tätigkeit beginnst oder Zeit mit Menschen verbringst, und horch in dich hinein. Stelle dir folgende Fragen: *Wird mich das, was ansteht, mit neuer Energie erfüllen, oder wird es mir Energie rauben? Steht es mit meinen Vorlieben und Werten im Einklang?*

Freue dich darüber, wenn du beim Umgang mit deiner Energie positive Veränderungen vornehmen konntest, und sprich dir ein Lob aus.

Sei mit dir selbst geduldig, während du am Ball bleibst und deine Entscheidungen immer weiter verfeinerst, weil du weißt, dass Handeln aus achtsamem Bewusstsein heraus zu dauerhaften Veränderungen führen wird.

Hier stelle ich dir eine weitere Übung vor, durch die du deine Energie zielgerichteter einsetzen kannst.

DAS RAD DES LEBENS

Zeichne auf einem Notizblock ein Rad des Lebens wie das, was du im Diagramm unten siehst. Geh die vorgegebenen acht Abschnitte durch und gib ihnen neue Namen, falls nötig, um fehlende Kategorien hinzuzufügen und das Rad an deine Lebensumstände anzupassen. Markiere als nächstes in jeder Kategorie, wie zufrieden du auf einer Skala von 1 (sehr unzufrieden) bis 10 (sehr zufrieden) mit den einzelnen Bereichen deines Lebens bist.

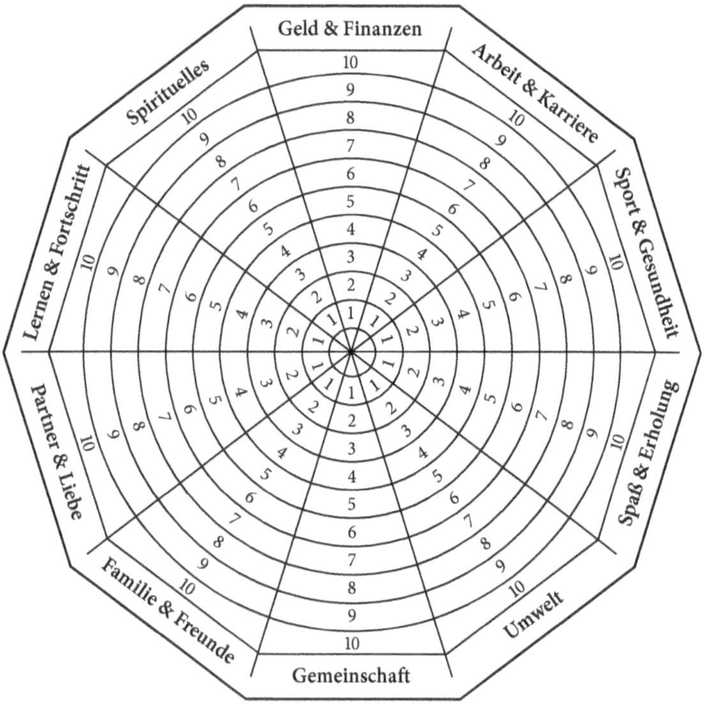

Das Rad des Lebens

Nimm dir Zeit, um dein Rad des Lebens auf dich wirken zu lassen und beantworte ehrlich die Frage, was du in Bezug auf jeden Aspekt empfindest. Das wird dich zum Nachdenken darüber anregen, welche Dinge du gern verändern würdest und wie du das angehen könntest.

Das Rad des Lebens ist ein sehr wirkungsvolles Hilfsmittel, weil es auf einen Blick eine Übersicht bietet, eine komplette Bestandsaufnahme deiner Existenz mit all ihren Facetten. Wie steht es um dein Wohlbefinden und um ein ausgewogenes Verhältnis der einzelnen Bereiche? Du kannst durch das Rad Aspekte identifizieren, auf die du vielleicht zu viel Zeit und Energie verschwendest, während du wichtige andere vernachlässigst. Da so ein Ungleichgewicht zu einer Abnahme des Wohlbefindens, zu Stress und Burn-out führen kann, empfehle ich dir, dir jeden Monat Zeit für das Rad des Lebens zu nehmen. So hast du bildlich vor dir, wo Unausgewogenheit besteht, und kannst Chancen auf Veränderungen und ihre möglichen Folgen deutlicher erkennen.

Power 5: Kenne den Wert deines wahren Ichs

Finde in der Symphonie von Seelen deinen unverwechselbaren Klang und spiel stolz und laut seine Noten.

In einer Welt, in der Anpassung oft belohnt wird, brauchen wir Mut, um unsere Einzigartigkeit zu akzeptieren und Vielfalt zu schätzen zu wissen. Bei einem Prozess der Selbstfindung und Selbstakzeptanz müssen wir die Tiefen unseres Wesens ausloten, uns von Vergleichen und von der Maske verabschieden, hinter der wir uns aufgrund gesellschaftlicher Erwartungen versteckt haben. Wenn wir unser wahres Selbst schätzen, finden wir dadurch Erfüllung und entwickeln ein Gefühl von Zugehörigkeit.

Es ist an der Zeit, uns endlich von der Idee der Vollkommenheit zu verabschieden, nicht länger andere als Maßstab zu nehmen und unsere Einzigartigkeit zu begrüßen. Mit dieser Entwicklung hast du bereits in den vorherigen Schritten angefangen – du hast gelernt, dass das ewige Streben nach Perfektion zu Erschöpfung und zum Burn-out führen muss, weil eben niemand perfekt ist. Wenn wir unsere Mängel akzeptieren, werden wir auch erkennen, dass sie tatsächlich gar keine Fehler sind. Sie sind vielmehr die Pinselstriche, die unsere Leinwand so einzigartig und bemerkenswert machen.

Wer die Illusion von Perfektion überwindet, sich seinen Ängsten stellt und mit HFA umzugehen lernt, wird die wahre Essenz seines Wesens enthüllen – einen widerstandsfähigen, glitzernden Edelstein mit vielen Facetten.

Ich persönlich konnte immer nur schwer die Dinge akzeptieren, die mich von anderen unterschieden haben. Deshalb waren mir Komplimente für etwas, das mich charakterisiert, auch eher unangenehm. *Andere* habe ich schnell auf ein Podest gehoben und sie dafür bewundert, wie brillant sie waren. Bei mir selbst erschien mir das aber unmöglich. Deshalb kann ich euch nur raten, viel zu üben! Gebt nicht auf!

Im riesigen Mosaik der Menschheit ist kein Steinchen gleich und alle tragen mit ihrem Muster, ihrer Farbe und Textur meisterhaft zum Gesamtbild bei. Es gehört zu den großartigsten Erfahrungen des menschlichen Daseins, uns an unserer Individualität zu erfreuen und das in Ehren zu halten, was uns ausmacht. In einer Welt, die sich nach Authentizität und Anerkennung zu sehnen scheint, zeugt es von Mut und Liebe, ganz in seiner Einzigartigkeit aufzugehen und zugleich die Besonderheiten anderer zu schätzen zu wissen.

Akzeptiere die wundervollen Dinge, die dich zu dir machen, und halte sie in Ehren. Lerne dich selbst besser kennen, mit deinen Freuden und Sorgen, deinen Talenten und Wünschen. Werde dir darüber klar, was dich inspiriert, und genieße das Gefühl, wunderbar und einmalig zu sein. Du bestehst aus den Büchern, die du liest, den Filmen, die du siehst der Musik, die du hörst, den Menschen, mit denen du Zeit verbringst, den Unterhaltungen, die du führst. Wähle sorgfältig aus, womit du deinen Verstand nährst.

Du solltest auch daran denken, immer gut zu dir selbst zu sein, dir in Erinnerung rufen, dass Wachstum sich allmählich entwickelt und dass Rückschläge der Ausgangspunkt für neuen Fortschritt sind. Manchmal wirst du durch den Wunsch nach Zugehörigkeit vielleicht auf alte Muster zurückgreifen. Bei so einem unvermeidlichen Rückfall wird dir Mitgefühl für dich selbst dabei helfen, gefasst mit der Situation umzugehen, deine Belastbarkeit zu verbessern und die Beziehung zu dir selbst und anderen zu vertiefen. Akzeptiere deine Einzigartigkeit, erfreue dich an deiner Reise und lass die wahrhaftige Schönheit deiner Seele die Welt mit einem Licht erhellen, das in dieser Form nur von dir kommen kann.

SPIEGELARBEIT

Stell dich vor einen Spiegel und atme ein paarmal tief durch, um zur Ruhe zu kommen. Dann schau dir in die Augen und sprich drei positive Aussagen über dich laut aus, mit denen du deiner Individualität und den dich auszeichnenden Merkmalen Wertschätzung entgegenbringst. Beispiele dafür:

- »Ich bin einmalig und akzeptiere mich so, wie ich bin.«
- »Ich erfreue mich an meiner Einzigartigkeit, inklusive meiner kleinen Macken.«
- »So, wie ich bin, habe ich Liebe und Anerkennung verdient.«

Wiederhole diese Spiegelmantras eine Woche lang jeden Tag. Achte dabei auf Veränderungen in deiner Selbstwahrnehmung und darauf, wie die Worte deine Haltung zu deiner Einzigartigkeit und deinen individuellen Charaktereigenschaften beeinflussen. Diese einfache Übung kann dir dabei helfen, ein besseres Selbstwertgefühl zu entwickeln und deinem wahren Selbst mit tiefer verwurzelter Akzeptanz entgegenzutreten.

Power 6: Sei vorsichtig mit dem, was du dir selbst erzählst

Im Theater unseres Geistes kommen Stücke auf die Bühne, die unser Verstand für uns schreibt. Wir sind selbst sowohl Bühnenautoren als auch Hauptdarsteller und erschaffen eine Geschichte, die uns entweder in Schatten der Zweifel verbannt oder uns im Rampenlicht von Selbsterkenntnis und Selbstbestimmtheit erstrahlen lässt. Gestalten wir daher besser ganz bewusst, was wir uns selbst erzählen. Durch das Umschreiben unseres inneren Drehbuchs können wir das wahre Potential von Herz und Verstand zutage fördern.

Wir haben ja bereits über Schwarzmalerei gesprochen, darüber, immer vom Schlimmsten auszugehen und uns selbst Lügen zu erzählen, die uns kleinhalten. Der Verstand ist ein meisterhafter Fabulierer und füttert uns mit komplexen Geschichten darüber, wer wir sind, was innerhalb unserer Möglichkeiten liegt und wie uns die Welt wahrnimmt. Damit meine ich die ganzen »Was, wenn dieses passiert oder jenes geschieht«-Szenarios. HFA zieht uns ins schwarze Loch des Verderbens hinunter, und es kann schwierig sein, da wieder herauszukommen.

Was wir uns selbst erzählen, entsteht durch unsere Überzeugungen, Erfahrungen und Interpretationen der Welt. Es beeinflusst jeden Aspekt unseres Lebens und wirkt sich darauf aus, wie wir uns anderen gegenüber präsentieren. Wenn wir uns selbst als fähig und belastbar wahrnehmen, uns gewisser Dinge als würdig empfinden, dann stellen wir uns Herausforderungen zuversichtlich. Haben wir aber mit Selbstzweifeln und Angst zu kämpfen, halten wir uns für wertlos, dann schränken wir uns ein und wagen uns nicht an Neues heran, obwohl es Chancen bieten mag.

Oft sollen die Geschichten, die wir uns selbst erzählen, unserem Schutz dienen und Gefühlen vorbeugen, die durch schwierige Situationen, Zurückweisung oder Verletzlichkeit aufkommen könnten. Wir suchen nach einem roten Faden, um unsere Mängel, Ängste oder Fehler der Vergangenheit zu erklären, besser mit der Komplexität des Lebens zurechtzukommen und uns vor Schmerz und Enttäuschungen zu bewahren.

Die Schuld immer außerhalb von uns zu suchen, sie gewissen Mitmenschen oder Ereignissen zuzuschreiben, führt aber dazu, dass wir nie selbst die Zügel in der Hand halten. Die Verantwortung für unsere innere Einstellung zu übernehmen, trägt nicht nur zur persönlichen Entfaltung bei. Es eröffnet uns auch neue Chancen, unser Glück zu finden, und lässt uns wieder die Kontrolle übernehmen.

Die zu unserem Schutz entstandenen Geschichten dienen zunächst einem Zweck, können mit der Zeit jedoch zu einer Last werden, die uns runterzieht. Um uns von diesem Joch zu befreien, müssen wir uns bewusst machen, dass es diese Geschichten gibt und sie sich auf unser Leben auswirken. Es ist an der Zeit, die ewigen Katastrophenszenarios zu etwas Positivem umzuformulieren.

Denk daran: Du schreibst deine Geschichte selbst und kannst aus einschüchternden Warnungen eine flammende Motivationsrede machen, durch die deine Persönlichkeit hell erstrahlt.

Übe die Rückkehr ins Hier und Jetzt, vor allem wenn sich dein Verstand zu sehr auf Vergangenheit, Zukunft oder mögliche Debakel konzentriert. Dich selbst auf den Boden der Tatsachen zurückzuholen, kann dir dabei helfen, weder unüberlegt zu handeln noch in Untätigkeit zu erstarren.

Nimm Überzeugungen unter die Lupe, die dich einschränken, stelle ihre Gültigkeit auf den Prüfstand und öffne dich für neue Möglichkeiten. Schreibe deine Geschichte um und richte sie auf persönliches Wachstum aus, zum Beispiel durch Aussagen wie diese: *Ich bin belastbar und dazu in der Lage, durch Rückschläge zu lernen. Ich habe Erfolg und Glück verdient. Ich verfüge über einzigartige Gaben, die auf dieser Welt Positives bewirken können.*

DER REALITÄTSCHECK

Diese Übung in fünf Schritten soll dir dabei helfen, die Gültigkeit der Geschichten in deinem Kopf zu überprüfen und sie mit neuer Sachlichkeit zu betrachten. Durch die Beantwortung bestimmter Realitätscheck-Fragen kannst du mehr Klarheit über den Wahrheitsgehalt dessen gewinnen, was du dir so erzählst.

1. Identifiziere die Geschichte

Wenn dir auffällt, dass eine bestimmte Ansicht oder ein Denkmuster deine Gedanken beherrscht, halte inne und suche nach dem Hauptthema oder der Überzeugung, die dahintersteckt. Ständigen Zweifeln an möglichem beruflichen Erfolg liegt vielleicht die Überzeugung zugrunde, nicht gut genug zu sein.

2. Unterziehe die Sache einem Realitätstest

- **Basiert diese Geschichte auf Tatsachen oder Annahmen? Frage dich, ob sie durch handfeste Beweise untermauert wird oder auf unbegründeten Spekulationen und früheren Erfahrungen beruht.**
- **Was kann schlimmstenfalls passieren? Mal dir für den Fall, dass die Geschichte vielleicht wahr ist, die negativsten Auswirkungen aus. Oft wird dir dabei selbst klar, dass die in Betracht gezogenen Folgen**

entweder unwahrscheinlich sind oder du durchaus mit ihnen umgehen könntest.

- Gibt es Gegenargumente? Sammle Leistungen der Vergangenheit, positive Rückmeldungen oder Situationen, die deine Interpretation widerlegen.
- Was würdest du einem Freund oder einer Freundin raten? Stelle dir vor, dass eine enge Freundin dir eine ähnliche Geschichte erzählt. Welchen Rat würdest du geben? Nimm dir diesen Rat auch selbst zu Herzen.
- Wie würde eine weniger einseitige Perspektive aussehen? Bemühe dich um eine ausgewogenere Einschätzung der Situation, indem du sowohl positive als auch negative Aspekte miteinbeziehst.

3. Schaffe eine neue Sichtweise

Schreibe nach dem Realitätscheck eine ausgeglichene und konstruktivere Version der Geschichte auf, die dich bisher eingeschränkt hat. Das könnte zum Beispiel so aussehen: *Ich stehe hier zwar vor Herausforderungen, habe in der Vergangenheit aber so manche Hürde überwunden und bin auch dieses Mal dazu in der Lage.*

4: Einen neuen Rahmen erschaffen

Nimm deine neue ausgeglichenere und konstruktive Perspektive als Grundlage und verwandle die Geschichte in eine positive Aussage oder ein Mantra. Wiederhole dieses Mantra, wenn dich die alte Version wieder einmal ausbremsen will.

5. Übe dich in achtsamem Bewusstsein

Achte im Laufe des Tages auf deine Gedanken und Gefühle. Womöglich redest du dir Dinge ein, die dich kleinhalten. Dann erinnere dich sanft an den Realitätscheck durch die Fragen oben und die neue Perspektive, die du dadurch geschaffen hast.

Wenn du so eine Überprüfung regelmäßig durchführst, wirst du dir dieser Dynamik jedes Mal schneller bewusst und kannst dich sachlich und einfühlsam damit auseinandersetzen. Im Laufe der Zeit wirst du größere Kontrolle über deine Gedankenprozesse erlangen, wodurch Angst und Beklemmung abnehmen werden. So kannst du zu einer positiveren und konstruktiveren Einstellung gelangen.

Power 7: Lege realistische Maßstäbe an

Die Last von Überverantwortlichkeit und von der Hektik unserer heutigen Zeit kannst du durch die Wirksamkeit von Grenzen verringern. Löse dich davon und entdecke die Schönheit der Ausgeglichenheit, indem du zurück zur Essenz deines Wesens findest.

Ehrgeiz und Zielstrebigkeit können durchaus positive Eigenschaften sein. Wenn sie mit unrealistischen Erwartungen einhergehen, öffnen sie allerdings Erschöpfung und Burn-out Tür und Tor. Für uns Menschen mit HFA kann der Leistungsdruck in allen Bereichen des Lebens überwältigend werden, sodass wir vielleicht an unsere Grenzen gehen und unser Wohlbefinden vernachlässigen.

Setze dir ruhig Ziele, behalte aber im Hinterkopf, dass du sie anvisieren kannst, ohne dich kaputtzumachen. Sich ins Burn-out zu manövrieren, hat nichts Heldenhaftes an sich. Nutze deine Energie besser bewusst und arbeite auf ausgeglichene Art und Weise gewissenhaft auf Dinge hin, die dir wichtig sind. Beim Streben nach Großem zeigt sich der wahre Erfolg nicht dadurch, dass man an seine Grenzen geht, sondern dadurch, dass man sein Wohlbefinden sicherstellt.

Verpflichte dich deinen Zielen auf achtsame Weise. Es liegt Kraft in der Erkenntnis, dass Größe durch Harmonie entsteht, nicht durch Verausgabung.

In der Vergangenheit mag uns HFA dazu angetrieben haben, schier Unerreichbares zu schaffen. Wie dieses Buch gezeigt hat, kann die Jagd nach Perfektion allerdings zum Gefühl von Unzulänglichkeit und einer tief verankerten Angst vor dem Scheitern führen. Diese Angst bringt uns dann dazu, für die angestrebten Ziele noch mehr Stunden zu arbeiten, unsere Freizeit zu opfern und nicht gut auf uns achtzugeben.

Der Kreislauf aus zu vielen übernommenen Pflichten und Selbstvernachlässigung kann oft zu Unmut solchen Menschen gegenüber führen, die mühelos alles im Griff zu haben scheinen.

Wenn wir lernen, realistische Maßstäbe zu setzen und unsere Energie effektiver zu nutzen, können wir uns von unrealistischen Erwartungen freimachen. Von uns wird eine schwere Last abfallen, die Freude und Wohlbefinden unter sich begraben hatte.

Ich erinnere mich noch gut an die Zeit, in der ich mich nach und nach selbst mit mehr Wohlwollen behandelt habe. Am Anfang hat es mir unglaublich widerstrebt, mir selbst mit Mitgefühl zu begegnen, weil ich immer nur hart mit mir ins Gericht gegangen war. Nach und nach konnte ich aber feststellen, dass eine von mehr Selbstmitgefühl geprägte Einstellung und realistische Erwartungen in meinem Leben zu mehr Harmonie und Ausgeglichenheit geführt haben. Während ich gelernt habe, mich selbst und meine Reise zu schätzen, habe ich eine ganz wichtige Entdeckung gemacht: Wahre Erfüllung liegt darin, sich als Mensch im Ganzen authentisch zu zeigen und präsent zu sein.

Durch den Abschied von der schweren Last unrealistischer Erwartungen ebnen wir Glück, Selbstakzeptanz und innerem Frieden den Weg. Wenn wir unsere Grenzen akzeptieren und erreichbare Ziele stecken, machen wir damit erste Schritte in Richtung eines bewussten und zufriedenen Lebens.

ACHTSAMKEIT IM ALLTAG

Die folgende Übung soll dich durch unterschiedliche Alltagssituationen lotsen. Sagen wir mal, ein Kollege fragt dich, ob du für ihn eine Aufgabe übernehmen kannst. Dann antworte, dass du erst einmal gucken musst, wie viel du selbst zu tun hast. Versprich ihm, dich später zurückzumelden, statt sofort Ja zu sagen. Damit erkaufst du dir Zeit, um in dich zu gehen und die folgenden sechs Schritte zu durchlaufen:

1. Berücksichtige deine Werte

Befasse dich in Ruhe mit der Frage, wie deine Grundwerte aussehen. Was ist dir im Leben wirklich wichtig? Deine Werte zu kennen, wird dir beim Setzen von Zielen helfen, die mit deinem wahren Selbst im Ein-

klang stehen. *Im Beispiel von oben:* Wenn du dich zu zusätzlichen Aufgaben bereit erklärst, müsstest du heute das Fitness-Studio ausfallen lassen und länger aufbleiben. Was ist dir wichtiger?

2. Identifiziere deine Prioritäten

Behalte deine Grundwerte im Hinterkopf und notiere deine Prioritäten. Das sind Bereiche deines Lebens, auf die du dich konzentrieren und denen du deine Aufmerksamkeit widmen willst. *In unserem Beispiel:* Du weißt genau, dass es dir aufs Gemüt schlagen wird, wenn du das Fitness-Studio ausfallen lässt. Außerdem würdest du am Abend keine Zeit zum Kochen haben und dir etwas zum Mitnehmen holen müssen. Auch das würde sich negativ auf dein Wohlbefinden auswirken. Darüber hinaus hast du dich eigentlich für morgen mit Freunden verabredet, um etwas trinken zu gehen. Das möchtest du ungern absagen, weil es schon seit Monaten geplant ist.

3. Übe dich in Selbstmitgefühl

Sei bei Rückschlägen gut zu dir selbst. Realistische Erwartungen zu haben, bedeutet auch, Rückschläge als Teil des Prozesses zu akzeptieren. Also begegne dir mit der gleichen Nachsicht, die du auch einem Freund entgegenbringen würdest. *Im Beispiel:* Es mag dir unangenehm sein, zu deinem Kollegen Nein zu sagen. Du bist dir aber dessen bewusst, dass du diese Tätigkeit außerhalb deines Aufgabenbereiches nicht zu übernehmen brauchst und ruhigen Gewissens ablehnen darfst.

4. Sage Nein, wenn es nötig ist

Sei dir darüber im Klaren, dass du nicht selbstsüchtig handelst, wenn du gewisse Verpflichtungen oder Aufgaben ablehnst. Deine Zeit und Energie solltest du dir unbedingt für Dinge aufsparen, die wirklich wichtig sind. *Im Beispiel:* Informiere deinen Kollegen darüber, dass du nach einem Blick in den Kalender ablehnen musst, weil du gerade leider keine Kapazitäten frei hast. Tu das ohne schlechtes Gewissen.

5. Setze Grenzen

Setze in deinem Privat- und Berufsleben gesunde Grenzen. Lege regelmäßig Pausen ein und stelle sicher, dass dir genug Zeit bleibt, um zu entspannen und dich um dich selbst zu kümmern. *Im Beispiel:* Dieser Kollege bittet dich nicht zum ersten Mal um einen Gefallen, und bisher hast du meistens Ja gesagt. Du willst weiterhin freundlich sein, hast jetzt aber eine schwierige Aufgabe zu meistern: anderen zu zeigen, wie du gern behandelt werden möchtest. Auch mal durch ein Nein eine Grenze zu setzen, gehört bei diesem Prozess mit dazu.

6. Neu abwägen und sich anpassen

Das Leben ist immer im Fluss, und Dinge ändern sich. Überprüfe deine Ziele und Erwartungen regelmäßig und nimm Anpassungen vor, damit sie weiter mit deiner sich wandelnden Wirklichkeit im Einklang stehen. *Im Beispiel:* Vielleicht wird der Stolz darauf, diese neue Grenze gesetzt zu haben, von einem schlechten Gewissen begleitet. Trotzdem weißt du, dass deine Entscheidung richtig war. Deshalb nimmst du deine Schuldgefühle zwar zur Kenntnis, verfällst durch sie aber nicht in alte Verhaltensmuster, die auf Bestätigung von außen abzielen.

Power 8: Momente der Dankbarkeit

Nimm dir im geschäftigen Alltag Zeit für kostbare Momente der Dankbarkeit, in denen du dich an der Gegenwart erfreust, der Vergangenheit Tribut zollst und mit offenen Armen die Fülle all dessen begrüßt, was dich umgibt.

Für hochfunktionale Perfektionisten dominiert das Streben nach Erfolg manchmal das ganze Leben, sodass wenig Zeit für sie selbst und für Freude an den Wohltaten des Lebens bleibt. Es ist einfach, unter dem Druck all der Verpflichtungen einzuknicken, immer die nächste anstehende Aufgabe ins Auge zu fassen und dabei nie innezuhalten, um mal tief durchzuatmen und zu genießen.

Dich zu Augenblicken der Dankbarkeit zu verpflichten, bedeutet, dir jeden Tag bewusst Zeit für tief empfundene Wertschätzung und Selbstbetrachtung zu nehmen. Es handelt sich um eine äußerst wirksame Übung, durch die du von der wandelnden Kraft der Dankbarkeit profitierst und an die vielen Freuden in deinem Leben erinnert wirst, die großen wie die kleinen. Ob du dich an der Wärme der Morgensonne erfreust, an einer innigen Unterhaltung oder an so einfachen Dingen wie einem warmen Getränk oder einem weichen Pullover – die Wertschätzung dafür verankert dich in der Gegenwart und wirkt sich positiv auf deine Beziehung zu dir selbst, zu anderen und der Welt um dich herum aus.

Durch diese Momente der Selbstbetrachtung entwickelst du ein feineres Gespür dafür, wie erfüllt dein Leben ist, sie verstärken Zufriedenheit, Freude und Respekt für die Reise, auf der du dich befindest. Das führt zu einer Verschiebung der Perspektive. Du bringst deinem Prozess des Wachstums mehr Anerkennung entgegen, statt dich auf Dinge zu fixieren, die deiner Meinung nach ein Scheitern darstellen. So entsteht ein harmonisches Gleichgewicht zwischen Ehrgeiz und Zufriedenheit, und du behandelst dich mit mehr Mitgefühl.

Wahre Erfüllung hat nicht nur mit Leistungen zu tun, sondern auch damit, die Schönheit des Moments zu würdigen und sein wahres Ich zu akzeptieren.

Wir sollten nicht immer dem nächsten Ziel hinterherjagen, sondern auch mal innehalten und eine PAUSE einlegen! Es geht hier nicht darum, die Herausforderungen des Lebens zu ignorieren, sondern um eine neue Perspektive, durch die wir uns in mehr Dankbarkeit für Positives üben. Wenn wir uns Zeit für solche Wertschätzung nehmen, denken wir eher daran, mal einen Gang runterzuschalten und das Schöne im Leben zu genießen. Uns mit all dem Einfachen und Angenehmen in unserer Umgebung zu beschäftigen, das wir oft als selbstverständlich ansehen, wird uns erden. Wenn wir an all die wunderbaren Dinge und Menschen in unserem Leben denken, wird sich unser Verstand nicht länger nur darauf konzentrieren, was er als Nächstes will. Zwischen Dankbarkeit und Freude ist es leichter, sich einfach mal tragen zu lassen.

DANKBARKEITSJOURNALING

Eine tolle Methode für die Arbeit an mehr Dankbarkeit ist Journaling. Suche dir dafür eine ruhige, bequeme Ecke, in der du ohne Ablenkung nachdenken kannst, und führe folgende Schritte durch:

1. Mach mit dir einen Termin dafür aus

Lege einen Zeitpunkt fest, zu dem du jeden Tag deine Dankbarkeitsübung durchführen willst. Das kann am Morgen sein, vor dem Zubettgehen oder während einer Pause. Du kannst es auch im Kalender vermerken und Benachrichtigungen einrichten, die dich daran erinnern.

2. Drei schöne Dinge

Frage dich: *Bei welchen drei Gelegenheiten ist mir heute etwas Schönes passiert, wofür ich dankbar bin?* Dabei kann es sich um große oder kleine Dinge handeln, etwas Allgemeines oder Persönliches. Das ist ganz egal, solange es nur für dich von Bedeutung ist. Dann frage dich: *Warum bin ich dafür dankbar?* Geh dieser Frage auf den Grund und nimm dir genug Zeit, um alles zu verarbeiten. Je öfter du das tust, desto mehr wirst du deinen Verstand darauf ausrichten, nach den Freuden des Alltags Ausschau zu halten.

3. Empfinde Dankbarkeit

Tauche voll und ganz in das Gefühl der Dankbarkeit ein, wenn du über die Geschehnisse nachdenkst und sie aufschreibst. Erlaube dir, die damit einhergehenden positiven Gefühle intensiv zu durchleben.

4. Wiederhole die Übung täglich

Übe dich mit diesem Journal jeden Tag in Dankbarkeit. Wenn du dein Gehirn darauf trainieren willst, sich auf die positiven Dinge im Leben zu konzentrieren, musst du am Ball bleiben.

5. Erschließe neue Perspektiven

Versuche selbst in schweren Zeiten, unter unerwarteten Umständen, Anlässe für Dankbarkeit zu finden. Das hilft dir dabei, eine neue Einstellung und mehr Belastbarkeit zu entwickeln.

6. Rückblick und Analyse

Guck deine alten Einträge regelmäßig durch, um im Laufe der Zeit Muster, Wachstum und Veränderungen der Perspektive zu erkennen. Nutze diese Selbstbetrachtung, um deine Wertschätzung für die Geschenke des Lebens noch weiter zu vertiefen. Du könntest Dankbarkeitsjournaling sogar mal mit deiner besseren Hälfte, mit deinen Kindern oder Freunden zusammen ausprobieren.

Power 9 Vermeide Vergleiche mit anderen

Theodore Roosevelt wird das Zitat zugeschrieben, dass »der Vergleich der Dieb der Freude ist«. Konzentriere dich auf deine eigene Reise, weil sie einzigartig ist und dir allein gehört. In ihr liegen deine wahre Schönheit und Kraft.

Wir ertappen uns oft dabei, zu anderen hinüberzuschielen und uns zu fragen, warum wir nicht haben, was sie haben, oder nicht erreichen, was sie erreicht haben. Das sät Zweifel und lässt uns unseren Wert und unsere Fähigkeiten infrage stellen. Aber lies den letzten Abschnitt bitte noch einmal. Was wir bei einem kurzen »Hinüberschielen« so mitbekommen, ist höchstens eine Momentaufnahme. Dass dein ganzes Leben einer Momentaufnahme aus dem Leben eines anderen entsprechen soll, ist einfach nicht realistisch.

Dich mit anderen vergleichen zu wollen, ist nur menschlich, aber du musst den richtigen Umgang mit dieser Tendenz lernen und den Fokus auf dein eigenes Wachstum und Wohlbefinden richten. Deine Einzigartigkeit zu akzeptieren und deiner Reise Wertschätzung entgegenzubringen, wird zu mehr Selbstakzeptanz, Zufriedenheit und einem erfüllenderen Leben führen. Die Wahrheit ist doch, dass du gar keine Kopie von irgendjemand anderem sein sollst: Es ist so gedacht, dass du du und damit einzigartig bist. Wenn du dich ohne Vergleiche ganz auf deine Reise einlässt, würdigst du deine Individualität und erkennst die Schönheit deiner Geschichte an. Führe dir vor Augen und akzeptiere, dass du deinen eigenen Weg gehst und immer anders als alle anderen sein wirst. Das macht dich ja gerade zu etwas Besonderem.

Wenn du die Messlatte aus der Hand legst und dich von den Einschränkungen durch Vergleiche befreist, schüttelst du auch das Joch unrealistischer Erwartungen ab. Vertraue darauf, dass du nach deiner chaotischen, unvollkommenen, wundervollen Reise mit all ihren Kurven und Schlaglöchern genau dort sein wirst, wohin sie dich führen sollte.

Bei der Reise des Lebens liegt der Zauber nicht darin, wie andere zu sein, sondern darin, dein authentisches Selbst zu finden.

Behalte stets im Hinterkopf, dass sich dein Wert nicht dadurch definiert, wie du gemessen an anderen dastehst. Mir ist schon klar, dass es viel Zeit und Geduld erfordert, sich die ewigen Vergleiche abzugewöhnen. Sobald du aber den Weg der Selbstakzeptanz und des Mitgefühls für dich selbst eingeschlagen hast, wird er dich zu einem erfüllteren und authentischeren Leben führen. Deinen Weg musst du ganz allein zurücklegen, respektiere also deine Einzigartigkeit und gib die ständigen Vergleiche auf. Lass dich ruhig von anderen inspirieren, dich aber nicht durch sie definieren. Sei stolz auf deinen unverwechselbaren Pfad im Leben, weil er der Schlüssel dazu ist, dein unendliches Potential anzuzapfen.

MIT DEM HANG ZU VERGLEICHEN UMGEHEN

Hier stelle ich dir eine Übung vor, die du jeden Tag durchführen solltest. Nutze sie, um dir ins Bewusstsein zu rufen, wann du den Blick auf andere richtest, um dich und dein Leben an ihnen zu messen. Achte gut auf Situationen, Gegebenheiten oder Personen, die Vergleiche auslösen. Identifiziere deine Trigger, damit du bereits im Voraus erkennen kannst, wann die Gefahr besteht, in diese Falle zu gehen.

1. Erkennen und innehalten

Wenn du dich selbst bei einem Vergleich ertappst, halte einen Moment inne. Gestehe dir ein, was da passiert ist, ohne dich dafür zu verurteilen. Denk daran, dass Vergleiche für das Gehirn etwas ganz Normales sind, dein Wert aber nicht durch sie definiert wird.

2. Stelle negative Gedanken auf den Prüfstand

Wirf einen kritischen Blick auf die negativen Denkweisen, die der Vergleich mit sich bringt. Basieren sie auf realistischen Erwartungen oder sind sie durch andere Dinge, wie sozialen Druck oder Unsicherheit, motiviert?

3. Ein neuer Rahmen und eine neue Richtung

Erschaffe für den Vergleich durch positive und konstruktive Aussagen einen neuen Rahmen, in dem du dir deine Erfolge und einzigartigen Eigenschaften in Erinnerung rufst. Akzeptiere, dass die Reise des Lebens für jeden Menschen anders aussieht und gerade dadurch so wunderbar und vielfältig ist.

4. Übe dich in Mitgefühl für dich selbst

Sei gut und nachsichtig mit dir selbst. Geh so mit dir um, wie du eine gute Freundin behandeln würdest, die mit ihrem Hang zu Selbstvergleichen kämpft. Übe dich in Mitgefühl mit dir selbst und rufe dir in Erinnerung, dass es in Ordnung ist, nicht perfekt zu sein, und du im Leben deinen eigenen Weg gehst.

Power 10: Stärke das Vertrauen in dich selbst

Als würdest du nun einen Kompass besitzen, ermöglicht dir Vertrauen in dich selbst eine Reise durch das Meer der Zweifel, bei der du dich zuversichtlich zeigst und merkst, dass du belastbar und widerstandsfähig bist.

Vertrauen in dich selbst ist der unerschütterliche Glauben an deine Fähigkeiten und Entscheidungen, an deinen Wert. Wenn du an dich glaubst und auf dich vertraust, kannst du im Leben optimistisch und authentisch auftreten. Oft nagen durch HFA ständig Sorgen und Selbstzweifel an dir, durch die du nicht zur Ruhe kommst. Vertrauen in dich selbst wird dir dabei helfen, dich davon zu befreien. Sobald du deine Fähigkeiten erkennst und dir deine Ängste eingestehst, wirst du auf deinen Instinkt vertrauen können, ohne dabei nach Bestätigung von außen zu suchen. Vertrauen in dich selbst heißt nicht, dass du dich in jedem Aspekt des Lebens blind auf dich selbst verlässt. Es bedeutet vielmehr, die eigene Verletzlichkeit und Weiterentwicklung zu akzeptieren.

Wenn wir Fehler als etwas Natürliches sehen und Rückschläge als Chancen für Wachstum, lernen wir dadurch, uns selbst zu vergeben.

Erinnerst du dich noch an meine Patientin, die in Gedanken genau über all das Buch führte, was sie ihrer Meinung nach je falsch gemacht hatte? Vertrauen in uns selbst erlaubt es uns, so ein gedankliches Archiv einfach abzuschaffen und gut zu uns zu sein. Uns wird nicht alles gelingen, woran wir uns versuchen, aber wir werden es durch unseren starken Glauben an uns selbst zumindest probieren, statt bereits im Vorfeld das Handtuch zu werfen.

Herzstück des Vertrauens in uns selbst ist tief verankerte Akzeptanz unserer Person. Wenn wir auf uns selbst vertrauen, können wir erkennen, dass unser Wert nicht von der Meinung anderer oder dem Erreichen von Perfektion abhängt. Dadurch werfen wir das Joch von

Vergleichen und Selbstzweifeln ab und können unsere Einzigartigkeit uneingeschränkt genießen. Uns gelingt ein besserer Umgang mit den Fallstricken des Lebens, weil wir emotional stabil sind und wissen, dass wir uns auf uns verlassen können.

Wie jede Fertigkeit kannst du auch dieses Vertrauen stärken, indem du dich bewusst darum bemühst und regelmäßig mit dir selbst auseinandersetzt. Fang damit an, dass du auf deine Intuition hörst und deine Gefühle und Bedürfnisse berücksichtigst. Sei stolz auf deine Erfolge, wie klein sie auch sein mögen, und ruf dir die Herausforderungen in Erinnerung, die du bereits gemeistert hast. Denk daran, dass du hier eine ganz neue Lebenseinstellung entwickelst. Am Anfang fühlt sich das vielleicht komisch an, beinahe so, als wolltest du mit deinen Errungenschaften protzen. In Wirklichkeit gestehst du dir nur selbst ein, dass du *gut genug bist*.

Es kann passieren, dass du durch unermüdliches Streben nach Perfektion und durch Furcht vor dem Scheitern in einem Kreislauf aus Selbstkritik und dem Erreichen unmöglicher Ziele gefangen bist. Wenn du Vertrauen in dich selbst hast, kannst du dich aber aus den Krallen von Angst und Beklemmung befreien und wirst das Bedürfnis nach Bestätigung von außen nicht länger verspüren. Du kannst auch lernen, deine Fehler und Rückschläge als Sprungbrett für Weiterentwicklung zu sehen, was deine Belastbarkeit und dein Wohlbefinden verbessern wird.

Diese Furchtlosigkeit ermöglicht neue Chancen und Erfahrungen, lässt dich aus deiner Komfortzone hervorkommen und dich auf Selbstentdeckung und Weiterentwicklung zubewegen. Verlass dich auf die Kraft von Vertrauen in dich selbst, und du wirst feststellen, dass du die Reise durchs Leben mit offenem Herzen und unerschütterlichem Selbstbewusstsein absolvierst. So wirst du für alles bereit sein, was auf dich zukommt. Die folgende kurze und einfache Übung wird dir dabei helfen, dein Vertrauen in dich selbst und den Glauben an deine Fähigkeiten zu stärken.

MANTRAS DES VERTRAUENS IN DICH SELBST

Mach die Augen zu und atme tief durch, indem du durch die Nase Luft holst und sie durch den Mund ausströmen lässt. Erlaube es dir, zur Ruhe zu kommen, und lass jede Anspannung von dir abfallen. Sprich positive Leitsätze über Vertrauen in dich selbst entweder laut aus oder richte sie innerlich an dich. Greif dabei auf Formulierungen zurück, die zu dir passen. Hier gebe ich dir ein paar Beispiele:

- **»Ich vertraue auf mich selbst und meine Entscheidungen.«**
- **»Ich glaube an meine Fähigkeiten und stehe zu meiner Einzigartigkeit.«**
- **»Ich bin gut genug, so wie ich bin.«**
- **»Ich bin dazu in der Lage, mit den Herausforderungen umzugehen, vor die man mich stellen wird.«**

Wenn du diese Sätze regelmäßig wiederholst, kannst du das Vertrauen in dich selbst stärken und mehr Glauben an deine Fähigkeiten entwickeln. Im Laufe der Zeit werden Selbstzweifel und Unsicherheit abnehmen, während du die Herausforderungen des Lebens mit neuer Selbstsicherheit und Belastbarkeit in Angriff nehmen kannst.

Power 11: Lebe mutig und zeige dich verletzlich

Mutig zu leben bedeutet, uns auf die eigene Verletzlichkeit einzulassen. Durch Offenheit können wir die wahre Stärke in unserem Inneren entdecken.

Die Aufforderung, uns verletzlich zu zeigen, wird oft als Einladung dazu missverstanden, bei jeder Begegnung einen Seelenstriptease hinzulegen. Tatsächlich verlangt wahre Verletzlichkeit nicht von uns, wahllos alles preiszugeben. Vielmehr geht es dabei um den Mut, unser Herz nicht vor den Menschen zu verschließen, die sich unserer intimsten Wahrheiten als würdig erwiesen haben.

Für ein authentisches Leben aus tiefstem Herzen brauchen wir nur eines, nämlich den Mut, uns verletzlich zu zeigen. Darüber, wie wichtig das ist, hat zum Beispiel Brené Brown so einiges geschrieben. Bei ihrer Forschung und in ihren Veröffentlichungen stellt sie Verletzlichkeit als ein Schlüsselelement eines erfüllenden und wahrhaftigen Lebens in den Mittelpunkt.[8] Brown sieht keine Schwäche, sondern vielmehr Stärke in Verletzlichkeit, da sie es uns ermöglicht, Beziehungen zu anderen aufzubauen, unser wahres Selbst zu zeigen und sowohl Emotionen als auch Bindungen zu vertiefen.

Wer sich in echter Verletzlichkeit übt, findet ein Gleichgewicht zwischen der Offenbarung des wahren Selbst und dem Setzen von Grenzen zur Sicherung des emotionalen Wohlbefindens. Denke daran: Verletzlichkeit zeugt von Stärke – der Stärke, unsere Unvollkommenheit, unsere Ängste und Unsicherheiten ohne Verurteilung oder Scham einzugestehen.

Das mag am Anfang schwierig erscheinen. Durch etwas Übung werden wir aber verinnerlichen, dass es in Ordnung ist, uns verletzlich zu zeigen. Wir werden Vertrauen in unsere Fähigkeit entwickeln, selbst in ungewissen Situationen unserer Verletzlichkeit treu zu bleiben. Außerdem werden wir lernen, den Menschen um uns herum zu vertrauen, besonders denen, die sich dieses Vertrauens würdig erwiesen und sich als sicherer Hafen gezeigt haben. Halte an solchen Personen fest, da du mit ihnen teilen kannst, was deinem innersten Wesen entspringt. Du weißt, dass sie mitfühlend zuhören werden, ohne dich zu verurteilen. Versuche, selbst für andere auch ein solcher Mensch zu sein.

Durch unsere Verletzlichkeit entstehen tiefe Bindungen zu anderen, die es unserem wahren Selbst erlauben, gesehen und verstanden zu werden.

Dass wir uns in Verletzlichkeit üben wollen, ist nicht mit einer einzigen Entscheidung erledigt. Es handelt sich vielmehr um eine fortwährende Reise der Selbstentdeckung und Weiterentwicklung. Wenn wir es wagen, uns verletzlich zu zeigen, die Wünsche unseres Herzens zu offenbaren, dann gewinnen wir dadurch Kraft und Wahrhaftigkeit zurück. Wir lernen, dass es bei Verletzlichkeit nicht um Anerkennung oder Bestätigung von außen geht, sondern vielmehr darum, angesichts der Unsicherheit des Lebens tief in unserem Inneren Stärke zu finden.

TAUCHE TIEF IN DEINE VERLETZLICHKEIT EIN

Diese Übung wird dir dabei helfen, deine Verletzlichkeit auszuloten, mehr Mut zu entwickeln und dein Verständnis für deine Gefühle und Erfahrungen zu verbessern.

1. Analysiere Erlebnisse der Vergangenheit

Denk an Zeiten in deinem Leben, in denen du dich verletzlich gefühlt hast. Das können Momente gewesen sein, in denen du ein Risiko eingegangen bist, deine Gefühle mit anderen geteilt hast oder dich mit einer schwierigen Situation konfrontiert gesehen hast. Notiere diese Erfahrungen in deinem Tagebuch oder auf einem Blatt Papier.

2. Erkunde deine Gefühle

Analysiere für jede Situation der Verletzlichkeit die Gefühle, die du in dem Moment empfunden hast. Hattest du Angst, warst du nervös oder begeistert oder voller Hoffnung? Stelle es einfach nur fest und nenne diese Gefühle, ohne darüber ein Urteil zu fällen.

3. Identifiziere Trigger

Denk darüber nach, was in jenen Situationen das Gefühl der Verletzlichkeit ausgelöst hat. War es die Angst vor Kritik, Ablehnung oder Scheitern? Wenn du die entsprechenden Trigger identifiziert hast, wirst du besser verstehen, welche Aspekte von Verletzlichkeit für dich eine Herausforderung darstellen.

4. Übe dich in Mitgefühl für dich selbst

Sei nachsichtig mit dir selbst, wenn du dich mit deiner Verletzlichkeit beschäftigst. Bring dir Mitgefühl entgegen und ruf dir in Erinnerung, dass Verletzlichkeit als ganz natürlicher Aspekt zum menschlichen Dasein mit dazugehört und es in Ordnung ist, diese Gefühle zu verspüren.

5. Visualisiere mutige Reaktionen

Jetzt stelle dir bildlich vor, wie du in Situationen der Verletzlichkeit mit mehr Mut reagieren könntest. Mal dir aus, wie du dich voller Wahrhaftigkeit präsentierst und dabei deine Verletzlichkeit bedingungslos mit einbringst.

6. Erkenntnisse festhalten

Halte Überlegungen, Erkenntnisse und neue Perspektiven fest, zu denen du durch diese Übung gelangt bist. Ergründe, was du über dich selbst und deine Beziehung zur Verletzlichkeit gelernt hast.

7. Herausforderungen für die Zukunft

Arbeite in deinem Alltag durch kleine Schritte auf mehr Mut beim Umgang mit Verletzlichkeit hin. Du könntest dafür zum Beispiel ein ehrliches Gespräch führen, mit anderen deine Werke teilen, falls du dich kreativ betätigst, oder um Hilfe bitten, wenn du Unterstützung brauchst. Achte gut darauf, wie du dich in solchen Situationen fühlst, und notiere es in deinem Journal.

Power 12: Entwickle mehr Geduld

Geduld ist nicht nur passives Warten. Sie ist vielmehr eine Fertigkeit, durch die wir dem Auf und Ab des Lebens mit mehr Gelassenheit entgegentreten und die Reise der persönlichen Weiterentwicklung besser bewältigen können.

Von allen Lektionen, die ich gelernt habe, war diese für mich vermutlich die schwierigste. Ich weiß noch gut, wie ich früher *Star Wars* geguckt habe und mich mit dem genervten Luke Skywalker identifiziert habe, der bei Yoda vergeblich auf Antworten gedrängt hat. Wie der Jedi in *Star Wars* müssen auch wir die Kunst der Geduld erlernen. Bei unseren Bemühungen um Veränderungen übersehen wir am Anfang vielleicht, wie bedeutsam Geduld sein kann, und streben vielmehr nach unmittelbaren Resultaten, nach raschem Erfolg. Durch Geduld begreifen wir jedoch die wahre Essenz von Wachstum. Wenn wir geduldig am Ball bleiben, entdecken wir verborgene Kräfte in uns selbst und halten in unserem Leben die Zügel in der Hand. In einer Welt der schnellen Befriedigung erweist sich die Tugend Geduld als tief verankerte Quelle von Stärke und Weisheit.

Im Wesentlichen ist Geduld ein Maßstab unseres Vertrauens in uns selbst und Kraftstoff für unsere Reise. Sie erinnert uns daran, dass persönliche Entfaltung ein allmählicher Prozess ist und dass entscheidende Wandlungen ihre Zeit brauchen.

Wenn Ungeduld zu stark wird, riskieren wir es, in Selbstzweifel und Frustration zu verfallen. Wir haben keine Augen für die Schönheit jedes einzelnen Schrittes auf unserem Weg der persönlichen Entwicklung. Und manchmal bringen uns Erfolgsdruck und Angst vor dem Scheitern an unsere Grenzen. Durch Geduld können wir aber in uns hineinhorchen. Statt uns zu Dingen hinreißen zu lassen, die sich für uns nicht richtig anfühlen, können wir uns erst einmal um das kümmern, was in unserem Inneren vor sich geht. So ermöglicht es uns unsere neue Weisheit, ein gemächlicheres Tempo an den Tag zu legen.

Auch unsere Beziehungen zu anderen verbessern sich durch Geduld, da sie tiefere Verbindungen und mehr Verständnis ermöglicht. Statt uns anderen gegenüber ungeduldig zu zeigen, wenn etwas mal nicht nach Plan läuft, können wir uns entspannen und die Dinge ihren Lauf nehmen lassen. Aktiv zuzuhören und anderen die Möglichkeit zu geben, über sich selbst zu sprechen, verstärkt unsere Einfühlsamkeit und unser Mitgefühl.

Bei HFA kann es schwerfallen, uns auf andere zu verlassen. Es können aber Brücken des Vertrauens entstehen, wenn uns Geduld die Tür zu innigen Gesprächen geöffnet hat.

Sie hilft ebenfalls, wenn wir mehr Warmherzigkeit entwickeln wollen – nicht nur anderen, sondern auch uns selbst gegenüber. Wie auf jede Power aus dem Dutzend muss man auch auf Geduld bewusst hinarbeiten.

Achtsamkeitsübungen wie Meditation und bewusstes Atmen können dabei helfen, uns im Hier und Jetzt zu verankern. Einfach nur regelmäßig in uns hineinzuhorchen, ist ebenfalls sehr nützlich. Dadurch stellen wir sicher, dass wir nichts überstürzen und uns nicht zu sehr unter Druck setzen. Geduld erlaubt es uns, mal eine Verschnaufpause einzulegen.

ACHTSAMES ATMEN FÜR MEHR GEDULD

Diese kurze, effektive Übung wird dir dabei helfen, mehr Geduld zu entwickeln und in Momenten der Rastlosigkeit zur Ruhe zu kommen.

1. Zähle deine Atemzüge

Für diese Übung solltest du mit gerader Wirbelsäule und entspannten Schultern unverkrampft dastehen oder -sitzen. Schließe die Augen, wenn du dich damit wohlfühlst, oder lass sie mit unscharfem Blick geöffnet. Achte auf den natürlichen Rhythmus deines Atems, darauf, wie sich deine Brust oder dein Bauch hebt und senkt, während die Luft herein- und wieder hinausströmt. Fang als Nächstes an zu zählen: Zähle still eins beim Einatmen und zwei beim Ausatmen. Atme und zähle weiter bis zehn, beginne dann wieder mit eins. Wenn du in Gedanken abschweifst, ruf dich sanft zurück in die Gegenwart und fang aufs Neue mit dem Zählen an.

Halte kurz inne, wenn du bis zehn gezählt hast, bevor es wieder von vorn losgeht. Mach dich in dieser Pause frei von jeglicher Ungeduld oder Ruhelosigkeit, die du empfindest. Lass dich von der Stille umfangen und achte auf Gefühle oder Gedanken, die in dir aufsteigen.

2. Wiederholen und Erweitern

Fahre ein paar Minuten damit fort und verlängere nach und nach den Atemzyklus, wenn du möchtest. Konzentriere dich wieder auf das Zählen deiner Atemzüge und erlaube deiner Geduld, dich sanft ins Hier und Jetzt zurückzuholen, falls du ungeduldig wirst oder dir Dinge durch den Kopf gehen.

3. Rückblick

Nimm dir nach der Übung ein paar Minuten Zeit, um die Erfahrung auf dich wirken zu lassen. Achte darauf, ob sich an deinen Emotionen etwas geändert hat oder du dich körperlich anders fühlst. Genieße die Präsenz und innere Ruhe, die durch das Trainieren von Geduld bei dieser Achtsamkeits-Atemübung entstehen.

Sie regelmäßig durchzuführen, wird dir dabei helfen, in schwierigen Situationen ruhig und gefasst zu bleiben, weil deine natürliche Reaktion auf das Hin und Her des Lebens nicht mehr durch Ungeduld, sondern durch Geduld geprägt sein wird. Die Übung ist auch nützlich, wenn dich etwas nicht zur Ruhe kommen lässt. Auf diese Weise kannst du Gedanken und Gefühle durch dich hindurchströmen lassen, um sie voller Gelassenheit zu verarbeiten.

Wenn du dich mit der zwölffachen Power auseinandersetzt, wirst du eine fortwährende Entwicklung durchlaufen, du wirst aufblühen, gedeihen und den Zielen deines Lebens und deinem eigenen Glück ein großes Stück näher kommen. Du arbeitest hier daran, dein Leben komplett neu auszurichten, also lass dich voll und ganz auf diese Reise und die Lernprozesse ein, die sie mit sich bringt. Erlaube es dir, im Einklang mit deinem wahren Selbst zu wachsen und dein Potential zu entfalten. Indem du dich in Selbstbesinnung, -entfaltung und -akzeptanz übst, kannst du Mut und Selbstbewusstsein fördern, um in allen Bereichen deines Lebens als dein wahres Ich zu erstrahlen.

Denk daran, wie Brendon Burchard es einst ausgedrückt hat:

Zuerst ist eine Absicht.
Dann ein Verhalten.
Dann eine Gewohnheit.
Dann Teil deines Alltags.
Dann geht es dir in Fleisch und Blut über.
Und am Ende ist es einfach das, was du bist.[9]

In Schritt 2 haben wir über die Hierarchie von Bedürfnissen gesprochen. Die Arbeit mit diesem Buch ist wertvoll. Wir sollten aber auch regelmäßig prüfen, wie es eigentlich mit unseren Bedürfnissen der untersten Stufe aussieht. Viele Aspekte von HFA spielen sich im Kopf ab, die Störung hat aber auch mit dem Körper zu tun. Deshalb sollten wir während dieses Lernprozesses sicherstellen, dass wir ausreichend trinken und genug Schlaf bekommen. Es ist an der Zeit, uns innerlich und äußerlich gut um uns zu kümmern.

ZUSAMMENFASSUNG SCHRITT 5

In diesem Schritt haben wir uns mit der zwölffachen Power beschäftigt, die den letzten Teil unseres Puzzles darstellt. Vielleicht passen von diesem Dutzend Techniken alle perfekt zu dir, oder vielleicht spricht dich auch keine einzige an. Dein Weg ist einzigartig, und was für andere gut funktioniert, bringt dich möglicherweise nicht weiter. Güte, Mitgefühl sich selbst gegenüber und Streben nach Wahrhaftigkeit sind allerdings universelle Werte, die das Leben aller Menschen bereichern und ihm mehr Tiefe verleihen können. Hoffentlich bist du nun dazu in der Lage, auf sie hinzuarbeiten.

Schlussbetrachtung

Geschafft! Du hast dich auf diese Reise begeben, weil du das Gefühl hattest, dass in deinem Leben irgendetwas nicht gestimmt hat. Dabei wusstest du am Anfang noch nicht so genau, was eigentlich. Im Verlauf dieses Buches habe ich dich vor die Aufgabe gestellt, dich eingehend mit HFA zu befassen, indem du bis zum Kern deines Wesens vordringst – du hast dich mit deinen Grundüberzeugungen sowie mit den Lügen und Geschichten auseinandergesetzt, die du dir selbst erzählst, und es auch mit dem »Elefanten im Zimmer« aufgenommen: mit deiner Angst.

Mutig hast du Verhaltensmuster identifiziert und Kindheitserfahrungen analysiert, um zu sehen, wie sie sich auf dein heutiges Ich auswirken. Auch ich habe etwas von meiner Reise mit dir geteilt – von Rückschlägen und Erfolgen erzählt, nach denen ich dieses Buch voller Freude und Mitgefühl für mich selbst verfassen konnte.

Ich vertraue darauf, dass du dich jetzt besser verstehst und dich als einzigartiges, außergewöhnliches Individuum akzeptierst, inklusive der Eigenschaften, die auf die Hochfunktionale Angststörung zurückzuführen sind. Denn ich habe dich mit den Hilfsmitteln ausgestattet, durch die du dich von einschränkenden Verhaltensweisen und Überzeugungen lösen und gut zu dir selbst sein kannst.

Durch die bei diesem Prozess gewonnenen Erkenntnisse bist du jetzt dazu bereit, selbst die Flügel auszubreiten, dich in die Lüfte zu schwingen und über die Einschränkungen durch HFA zu erheben. Geh ganz in der neu gefundenen Freiheit auf, da deine Reise in Richtung Selbstfindung und Heilung längst begonnen hat.

Dein Vertrag mit dir selbst

Nachdem ich dieses Buch durchgearbeitet habe, gehe ich folgende Verpflichtung mit mir selbst ein:

Ich werde auch in Zukunft weiter meine innere Welt ausloten und mich um ein besseres Verständnis von mir selbst bemühen.

Dass das manchmal nicht einfach sein wird, ist mir bewusst. Aber ich bin bereit und verfüge über die nötigen Mittel, um meine Gefühle zu verarbeiten und am Ende mit mir selbst im Reinen zu sein, glücklicher und weniger angespannt zu leben.

Für Dinge, durch die es mir schlechter gehen würde, stehe ich nicht länger zur Verfügung.

Ich werde der Welt als ich selbst entgegentreten.

Datum: ....

Unterschrift: ....

Dank

Jedem, der entscheidend zum Entstehen dieses Buches beigetragen hat, spreche ich meinen tief empfundenen Dank aus. Ich danke meiner Familie, sowohl meiner leiblichen Verwandtschaft als auch den Menschen, die auf der Reise meines Lebens für mich zur Familie geworden sind. Mit eurer unermüdlichen Ermutigung und Unterstützung wart ihr für mich der Fels in der Brandung.

Besonders erwähnen möchte ich hier auch meine Therapeutin, der ich für Ihre große Kompetenz danke. Sie hat mir den Weg gewiesen und einen sicheren Raum geboten, in dem ich gelernt habe, mein Licht hell erstrahlen zu lassen, statt es unter den Scheffel zu stellen. In den ersten Sitzungen haben ich sie auf eine harte Probe gestellt, und es hat gedauert, bis ich Vertrauen zu ihr gefasst habe. Dass sie mich nicht aufgegeben hat, rechne ich ihr hoch an.

Ebenfalls danke ich all denen, die an mich geglaubt haben und mir in dunklen Momenten den Pfad erhellt haben. Ihr habt mir gezeigt, dass ich meinen Flügeln trauen kann, die mich nicht nur tragen, sondern mit denen ich mich zu wahren Höhenflügen aufschwingen kann. Ich kann gar nicht oft genug betonen, was für einen großen Einfluss alle auf mein Leben hatten, durch die ich etwas Wichtiges gelernt habe oder die mir als Quelle der Weisheit gedient haben.

Dank

Dieses Buch legt Zeugnis von den gemeinsamen Anstrengungen und den miteinander geteilten Erfahrungen ab, die meine Reise geprägt haben. Ich empfinde große Dankbarkeit jedem gegenüber, der ein wichtiger Teil dieser bedeutungsvollen Entwicklung war.

Anmerkungen

1 National Institute of Mental Health (NIMH), The National Institute of Mental Health Information Resource Center, *Any Anxiety Disorder*, www.nimh.nih.gov/health/statistics/any-anxiety-disorder [Zugriff 20. November 2023]

2 Bowlby, J., *The nature of the child's tie to his mother*, in: *International Journal of Psycho-Analysis*, 39:350–373

3 Maslow, A. H., *A theory of human motivation*, in: Lowry, R. J., (Hrsg.), *Dominance, self-esteem, and self-actualization: Germinal papers of H. A. Maslow*, Brooks/Cole Publishing Company, Monterey, 1973

4 Maslow, A. H., *A theory of human motivation*, in: Lowry, R. J., (Hrsg.), *Dominance, self-esteem, and self-actualization: Germinal papers of H. A. Maslow*, Brooks/Cole Publishing Company, Monterey, 1973

5 Linden, M. und Rutkowski, K., *Hurting Memories and Beneficial Forgetting*, Elsevier, Amsterdam, 2013

6 Jung, C. G., *Erinnerungen, Träume, Gedanken*, Rascher, Zürich, 1962

7 Knost, L. R., www.instagram.com/lrknost/p/B5sguJ0HkuB/?hl, 2019 [Zugriff 20. Januar 2024]

8 Brown, B., *Verletzlichkeit macht stark: Wie wir unsere Schutzmechanismen aufgeben und innerlich reich werden*, Kailash, München, 2013

9 Burchard, B., www.twitter.com/BrendonBurchard/status/1401693297010266112?lang=en, 2021 [Zugriff 29. November 2023]

Register

Ein Notfallkoffer für emotionale Ausnahmesituationen

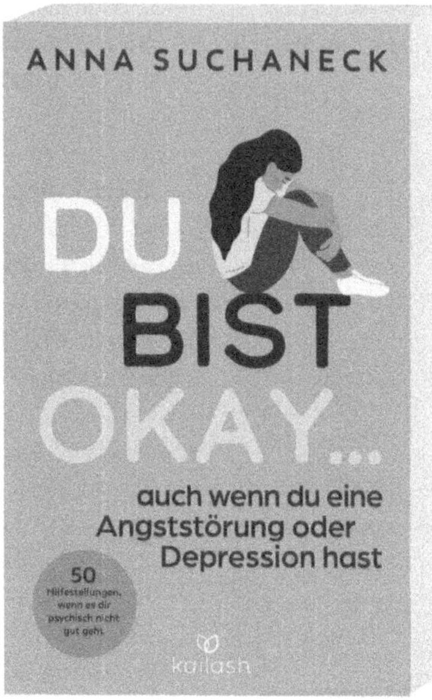

160 Seiten. ISBN 978-3-424-63264-4
Auch als E-Book erhältlich

Anna Suchaneck ist seit ihrer Jugend selbst betroffen von Angststörungen und Panikattacken und hat lange gebraucht, bis sie damit offen umgehen konnte. Heute bekennt sie sich dazu und öffnet sich lebensfroh und einfühlsam auf ihrem Instagram-Kanal. Anna sieht sich als Mental Health Aktivistin und bietet vielen Betroffenen damit ein wertvolles Forum. Leicht zugänglich räumt sie mit sämtlichen Vorurteilen auf, teilt ermutigende Erfahrungen, bereitet weniger bekannte Fakten in einfachen Schritten auf und schafft Bewusstsein. Ein erfrischendes Aufklärungsbuch mit Soforthilfe rund um das Thema psychische Erkrankungen.

kailash

Überall, wo es Bücher gibt, und unter www.kailash-verlag.de